ÉTUDE CLINIQUE

SUR

LES FORMES PSEUDO-PHYMIQUES

DE LA GRIPPE

PAR

LE DR L. EGGER

Ex-Interne suppléant des Hôpitaux de Lyon.

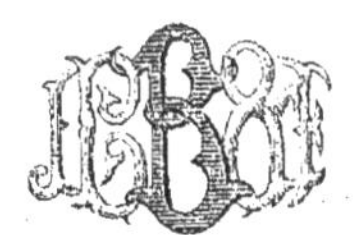

PARIS

LIBRAIRIE J.-B. BAILLIÈRE ET FILS

19, RUE HAUTEFEUILLE, 19

—

1894

ÉTUDE CLINIQUE

SUR

LES FORMES PSEUDO-PHYMIQUES

DE LA GRIPPE

Lyon. — Imp. Pitrat Aîné, A. Rey Successeur, 4, rue Gentil. — 9778

ÉTUDE CLINIQUE

SUR

LES FORMES PSEUDO-PHYMIQUES

DE LA GRIPPE

PAR

LE DR L. EGGER

Ex-Interne suppléant des Hôpitaux de Lyon.

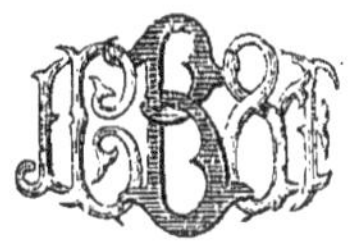

PARIS

LIBRAIRIE J.-B. BAILLIÈRE ET FILS

19, RUE HAUTEFEUILLE, 19

1894

Que M. le professeur Teissier veuille bien accepter
l'hommage de ma reconnaissance inaltérable pour la bien-
veillante sollicitude qu'il m'a toujours témoignée et dont
il me donne une preuve, encore aujourd'hui, en accep-
tant la présidence de ma thèse dont il est l'inspirateur.

Je suis heureux de saisir cette occasion pour assurer
M. Bouchacourt, professeur honoraire à la Faculté de
médecine, de mes sentiments de respectueuse gratitude
pour la bienveillance avec laquelle il s'est intéressé à
mes études médicales.

Que M. le professeur Poncet et M. Levrat, MM. Clé-
ment, Vinay, Lannois, Rollet et A. Pollosson, dont j'ai eu
l'honneur de suivre les savants enseignements soit comme
externe des hôpitaux, soit pendant mes suppléances d'in-
ternes, reçoivent l'expression de ma vive reconnaissance.
Je dois une mention spéciale à M. Mouisset, médecin
des hôpitaux, dont je n'oublierai pas le précieux ensei-
gnement et les bienveillants conseils.

J'adresse mes remerciements sincères à M. Vidal,

médecin de l'hôpital maritime Renée-Sabran, à Giens, qui a bien voulu me traiter en ami en me donnant ses conseils pratiques.

Je remercie M. Roques, professeur agrégé, et M. Leclerc, médecin des hôpitaux, ainsi que M. Chatin, chef de clinique, de la part qu'ils ont prise à mon travail, soit en me communiquant leurs observations, soit en m'aidant de leurs utiles avis.

Je n'aurai garde d'oublier mes Maîtres de Genève, où j'ai fait les premiers pas dans la carrière, et me rappelle au bon souvenir de MM. Revillod, d'Espine, J. et A. Reverdin, Julliard, Laskowsky, Zahn, Schiff, Eternod.

En terminant, j'adresse mes remerciements à M. Briau, interne des hôpitaux, qui m'a permis de mettre à contribution son talent pour le dessin.

INTRODUCTION

Après la quantité innombrable de travaux publiés ces dernières années sur la grippe, il semble que cette mine si féconde doive être épuisée. Mais non ; malgré cette exubérance de publications dans lesquelles on a étudié à nouveau les anciennes épidémies relatées par les auteurs, dans lesquelles la question de cette maladie surannée, et cependant toujours nouvelle, a été retournée sous toutes ses faces ; malgré les recherches couronnées de résultats sur la pathogénie, la contagion, la microbiologie de cette affection, il est resté certains points dans l'obscurité. Le but que nous nous sommes proposé dans cette étude est précisément de mettre en lumière, autant que nos connaissances actuelles nous le permettent, une forme clinique de la grippe retraçant souvent avec une fidélité remarquable la marche sombre de la phtisie pulmonaire.

A côté des formes gastro-intestinales, méningitiques, notre Maître, M. le professeur Teissier, dans ses remarquables leçons sur la grippe, a bien cité cette forme pseudo-phymique de l'affection, et même avec observations à l'appui. Nous n'avons donc pas la prétention de décrire une forme nouvelle de la grippe. Nous désirons seulement, en rappelant la leçon du Maître, et sur ses conseils, insister sur certains points de détail, sur certaines interprétations, augmenter le nombre des observations, afin de contribuer à faire de cette forme clinique de la maladie une forme incontestable.

Nous diviserons notre sujet en :

Chapitre I. — Historique.
Chapitre II. — Observations.
Chapitre III. — Clinique.
Chapitre IV. — Etiologie.
Chapitre V. — Anatomie pathologique.
Chapitre VI. — Diagnostic.
Chapitre VII. — Traitement.
Conclusions.

ETUDE CLINIQUE

SUR LES

FORMES PSEUDO-PHYMIQUES

DE LA GRIPPE

CHAPITRE PREMIER

Historique.

Non seulement à cause de son peu d'importance relativement aux parties clinique et diagnostique de ce travail, mais surtout faute de publications assez explicites, l'historique sera forcément bref. Il serait fastidieux de retracer, à l'occasion d'une de ses formes cliniques, l'histoire entière d'une maladie; aussi n'entrerons-nous pas dans la description des épidémies nombreuses qui ont été observées. Nous nous bornerons à en signaler les passages pouvant avoir trait à la notion de la grippe pseudo-phymique, mais toutefois, en rappelant au préalable que nulle part cette conception n'a été nettement formulée.

On sait que ce n'est qu'en 1580 que commencent les descriptions sur lesquelles nous pouvons nous étayer pour tracer l'histoire générale des épidémies de grippe; car

alors seulement, nous trouvons, d'une manière non équi-
voque, les caractères principaux de cette affection, et
quelques détails satisfaisants sur les symptômes et sur la
marche qu'elle a suivie.

Avant cette date, les médecins ont confondu pendant
longtemps, sous la dénomination de maladies catarrhales,
des maladies diverses. Pourvu qu'elles se présentassent
avec de la toux, du coryza ou de la diarrhée, on confon-
dait, sous le même nom d'épidémies catarrhales, des épidémies de coqueluche, d'angine, de bronchite, de fièvre
typhoïde, de grippe, etc. De là, la très grande circonspection avec laquelle on doit aborder l'histoire de ces
maladies, que l'on ne peut accepter qu'après s'être con-
vaincu que la description clinique donnée alors corres-
pond à nos notions actuelles.

Estienne Pasquier, dans ses *Recherches de la France*,
Paris, 1643, fait mention d'une épidémie qui se déclara le
26 avril 1403 et qu'il dénomma : *Maladie de teste et de
toux*, qui fut si générale et si forte que les audiences des
tribunaux furent suspendues. L'auteur des *Mémoires
pour servir à l'Histoire de France et de Bourgogne,
sous le règne de Charles VI et de Charles VII*, en par-
lant de cette même épidémie dit que les malades « avoyent
très forte fiebvre deux ou trois fois le jour ; on perdait
le pouvoir de tout son corps, que l'on n'osoyait toucher à
soy de nulle part que ce fust, tant estoyent grevés ceux
qui de ce mal estoyent atteints, et durait bien sans cesser
trois semaines au plus. Avecque tout le mal devant on
avoyait la toux si fort et le rhume et l'enroueure... Mais
sur tous les maux, la toux estoyoit cruelle à tous jours et
nuits... et quand ce venoyait sur la guérison, ils jettoyent

grand foyson de sang par la bouche, par le nez et par dessous, qui moult les ébahissait, et néanmoins personne ne mourust. Mais à peine ne pouvait personne estre guéry ; car depuis que l'apétit de manger fust aux personnes revenu, si fust-il plus de six semaines après qu'on fust actement guéry. »

L'état fébrile, la courbature générale, les phénomènes de catarrhes, qui, dans cette épidémie, semblent avoir été particulièrement graves, la longueur de la convalescence, paraissent montrer qu'il s'agit bien là d'une épidémie de grippe qui aurait atteint surtout les organes respiratoires.

Quant aux épidémies qui se sont succédé de 1403 à 1557, et dans lesquelles on relève des accidents de catarrhe, aucune n'est suffisamment décrite pour qu'on puisse la qualifier de grippe.

En 1557, Valleriola parle d'un épidémie ressemblant beaucoup à la grippe. Mais, pas plus dans ce cas que dans les cas précédents nous ne trouvons d'allusions à des formes pulmonaires pouvant faire croire à la phtisie.

Enfin, nous arrivons à la grande épidémie de 1480, la première dont la description ne laisse pas de doute sur la nature de la maladie, dans laquelle nous trouvons les signes caractéristiques de la grippe : céphalalgie gravative, symptômes de catarrhe, affaiblissement remarquable qui, ainsi que la toux, persistait après la cessation des autres symptômes, la terminaison favorable de la maladie, etc. Les différentes relations de cette épidémie ont trait plutôt à sa marche qu'à la description des symptômes de la maladie. Toutefois Sennert insiste sur les sueurs qu'on constatait chez un certain nombre de sujets, et sur la plus grande durée de l'affection chez ces malades, qui ne commençaient à se rétablir que le trentième ou le quarantième jour.

Dans les relations d'épidémies du xviie siècle, on ne trouve aucune allusion au sujet spécial qui nous occupe. Pas davantage dans les études de l'épidémie de 1733, dans lesquelles on s'attache surtout à discuter les conditions climatériques et atmosphériques favorables à l'éclosion et à la diffusion de la grippe.

En 1743, il paraît ne pas y avoir eu de cas grave. Cette phrase de Mertens (Febris catarrhalis epidemica, anno 1762 Viennae observata, in *Obs. Méd.*, t. II, p. 1) :

« Quelques sujets, qui négligèrent leur maladie et commirent des imprudences, conservèrent pendant assez longtemps une toux fatigante, accompagnée d'un peu de fièvre », ne nous paraît pas assez explicite pour la considérer comme une mention de la forme que nous allons décrire.

De la grippe de 1775, Heberden dit : « Les symptômes s'amendaient ordinairement au bout de quelques jours, sauf la toux qui persistait pendant longtemps, troublait le sommeil et déterminait des sueurs et de l'expectoration vers le matin. »

Des épidémies de 1782, 1803, 1830 et 1833 qui firent le tour du globe, nous n'avons que des études atmosphériques et thérapeutiques un peu étendues, l'étude symptomatologique étant assez délaissée.

Nous ne mentionnerons même pas les épidémies postérieures à celles-ci, les plus anciennes ne nous laissant rien déceler relatif à la grippe pseudo-phymique, les dernières étant assez connues par de nombreuses études, dans lesquelles d'ailleurs nous devons constater l'absence d'observations concernant la nouvelle forme clinique.

Relevons cependant ce passage de Brochin *(Dict. encyclop. de Sc. méd.)* : « On a signalé dans la grippe l'existence d'hémoptysie. Léard en a rapporté plusieurs exemples ; nous citerons entre autres le suivant : Une jeune femme enceinte et qui, auscultée à plusieurs reprises, n'avait présenté aucun signe de phtisie, fut atteinte dans les premiers jours de janvier des symptômes de la grippe ; toux violente, faiblesse, céphalalgie frontale, douleur au sternum et entre les épaules, troubles des fonctions diges- tives, pouls fréquent et faible. Elle cracha à plusieurs reprises, pendant trois ou quatre jours une certaine quantité de sang. Rien n'indiquait une pneumonie. »

Enfin dans sa communication à l'Académie de Médecine du 4 décembre 1883, M. G. Sée publia l'observation d'un malade entré dans son service à l'Hôtel-Dieu, pour une bronchite aiguë grippale, et chez lequel, quinze jours après, soit cinq semaines après le début apparent de la maladie, on constatait la présence de bacilles de Koch dans les crachats ; il insiste à ce propos sur le diagnostic des phthisies pulmonaires douteuses par la présence des bacilles dans les crachats.

Si l'on avait donc à cette époque l'attention éveillée sur la difficulté du diagnostic entre la grippe et la tubercu - lose pulmonaire, on ne songeait évidemment pas encore à la forme pseudo-phymique de la grippe.

Pas plus dans les revues françaises que dans les revues étrangères que nous avons parcourues dans ce but, nous n'avons trouvé d'allusion à cette modalité de l'influenza qui fait l'objet de notre étude.

M. G. Lyon, dans sa revue générale sur la grippe 1889 -1890, dit, dans la description des lésions de l'appareil respiratoire : « La bronchite a été très fréquente, souvent peu intense, également disséminée dans les deux poumons, ses signes réduits à quelques râles sibilants et muqueux ; elle s'est quelquefois localisée aux sommets, d'autres fois elle a subi une marche progressive, se transformant ainsi en bronchite capillaire...

« L'un des caractères de cette bronchite a été l'établissement extrêmement rapide de la purulence; on a fait observer que les crachats présentaient souvent la forme nummulaire des crachats des phthisiques » (Peter).

Au chapitre « diagnostic » M. Lyon cite Cézilly : « Chez les tuberculeux atteints de grippe, on a cru parfois à l'invasion de la granulie. »

Guttmann et Leyden, dans leur rapport sur l'épidémie de 1889-1890, au chapitre des phénomènes respiratoires de l'influenza, écrit par le professeur Litten, ne parlent que de l'influence bien connue de la grippe sur la tuberculose au début, ainsi que sur la tuberculose ancienne et latente, insistant sur l'action souvent très défavorable de celle-là sur les diverses formes de phtisie pulmonaire.

M. Duponchel, dans une discussion à la Société médicale des hôpitaux, le 24 janvier 1890, a cité le cas de trois jeunes soldats atteints de pneumonie grippale et où il fallut rechercher le bacille de Koch dans les crachats pour établir l'absence de lésion tuberculeuse.

Nous arrivons donc à l'année 1890 sans qu'un seul auteur ait décrit la forme pseudo-phymique, bien que plusieurs d'entre eux aient été arrêtés quelquefois par des difficultés de diagnostic.

A notre savant maître, M. le professeur J. Teissier, revient donc l'honneur d'avoir démontré l'existence de la forme pseudo-phymique de la grippe. Outre les nombreux titres de gloire qu'il s'est acquis par l'étude consciencieuse et approfondie de toutes les questions relatives à la grippe en général, à la dernière épidémie qui a désolé le monde entier, à la bactériologie, la pathogénie et la contagiosité de cette affection, il nous a indiqué les symptômes et la marche de cette forme que l'on a souvent mille peines à distinguer de la tuberculose pulmonaire. Nous nous proposons d'ailleurs de reproduire plus loin les observations qu'il nous donne dans ses remarquables leçons.

Cette année même, M. Jarron publia une thèse sur la bactériologie de la grippe. Parmi les observations qu'il donne, nous en relevons quelques-unes qui rentrent parfaitement dans notre cadre, soit par les symptômes de congestion des sommets, soit par des symptômes généraux simulant la granulie. L'auteur, d'ailleurs, les a publiées dans un tout autre but que nous-mêmes et ne s'attachait pas à décrire les formes cliniques de l'affection.

En juillet 1894, paraissait à Lille la thèse de M. Mizon, faite sous l'inspiration de M. le professeur Lemoine, qui a bien voulu nous la communiquer. Nous en résumons les observations dans notre travail.

Dans le *Lyon Médical* du 14 octobre 1894, MM. Chatin et Collet apportent encore deux observations récentes de grippe pseudo-phymique. Nous les reproduisons plus loin.

Enfin, au Congrès de Médecine interne, tenu à Lyon du 25 au 29 octobre 1894, M. Lemoine a fait une communication importante sur cette modalité clinique de l'infection grippale, communication dans laquelle le professeur de Lille donne trois formes de la grippe pseudo-phymique, la

forme bronchitique, la forme congestive et pneumonique
à localisation aux sommets et la forme bronchectasique.
Nous verrons qu'il y a lieu d'y ajouter la forme granulique.

CHAPITRE II

Observations

OBSERVATION I

(Extrait des *Leçons sur la Grippe*, J. Teissier.)

J'ai encore présent à la mémoire un fait qui m'avait profondément frappé, dès les premières années de ma pratique hospita-
lière, et qui montre combien il peut être délicat de différencier la
grippe d'une poussée de tuberculose aiguë. Il s'agissait d'un jeune
homme d'une vingtaine d'années, entré dans la salle Saint-Augustin
où je suppléais alors le professeur Bondet.

Le diagnostic de tuberculose aiguë avait été nettement formulé
par plusieurs médecins qui s'intéressaient au malade : fièvre
continue avec type inverse régulier, bronchite généralisée avec
prédominance nette aux deux sommets, retentissement de la voix,
exagération des vibrations thoraciques, râles fixes en ce point,
expectoration abondante et d'aspect nummulaire, sueurs profuses,
amaigrissement marqué, rien n'y manquait, et cependant, me
souvenant des enseignements de Graves et des opinions que j'avais
souvent entendu émettre autour de moi, sur les caractères de
l'évolution de certaines formes de fièvre catarrhale, je commen-
çai par formuler un pronostic beaucoup plus réservé, et j'émis

cette opinion, d'abord timide, qu'on pouvait avoir affaire à un cas de grippe. Je me bornai à une thérapeutique très simple; lait d'ânesse, quinquina, aconit, préparations reconstituantes, et je ne tardai pas à avoir la satisfaction de voir ces accidents, en apparence si redoutables, s'atténuer peu à peu et le malade, après une convalescence toutefois assez longue, obtenir une guérison définitive et qui depuis douze ans ne s'est jamais démentie.

Nous regrettons de n'avoir pu retrouver la courbe si instructive de la température. Cependant, nous avons appris par une communication verbale, qu'a bien voulu nous accorder le malade, les renseignements suivants : Pendant au moins douze jours les écarts de température du type inverse n'étaient jamais inférieurs à 1 degré. La courbe oscillait entre 38°,9 le soir et 40°,2, 40°,4 le matin. Trois fois, la température matutinale si élevée, prise le matin vers 7 heures fut précédée d'un violent frisson qui apparaissait vers 5 heures, soit deux heures environ avant la constatation de l'élévation thermique.

Après avoir donné l'observation précédente, M. le professeur Teissier, dans ses leçons sur la grippe, s'exprime ainsi :

« Mais j'ai des exemples plus récents à vous rapporter, exemples d'autant plus remarquables que, des accidents étrangers à la grippe ayant permis un examen nécroscopique, il a été facile de constater l'origine nettement grippale des manifestations pulmonaires, ce que d'ailleurs les examens bactériologiques, aujourd'hui facilement réalisables, avaient permis de soupçonner. Je tiens à vous raconter en détail une de ces observations plus particulièrement intéressante :

OBSERVATION II

(Service de M. le professeur Teissier.)

*Urémie dyspnéique. — Néphrite dégénérative sans lésions du
cœur appréciables. — Grippe en mai. — Grippe en
novembre. — Pleuro-pneumonie chronique du sommet
droit. — Péri-arthrite de l'épaule droite.*

Louise M., cinquante-deux ans, entre à l'Hôtel-Dieu le 23 février 1891.

Rien à noter dans les antécédents héréditaires.

Rougeole et scarlatine dans l'enfance. Fièvre typhoïde à huit ans.

Menstruations régulières depuis l'âge de dix ans et demi jusqu'à trente-six ans.

Syphilis à quinze ans, puis deux couches à dix-sept et à trente-cinq ans ; enfants vivants.

La malade entre en état d'asystolie. Visage bouffi ; lèvres cyanosées. Respiration courte et haletante. Les vaisseaux du cou battent avec violence.

Le cœur est en arythmie tachycardique.

Les poumons sont remplis de râles d'œdème.

Les urines contiennent une forte proportion d'albumine.

Pouls dur, athéromateux.

24 février. — A la suite d'une saignée de 500 grammes, les accidents d'urémie dyspnéique disparaissent presque immédiatement.

5 mars. — Plus de râles, plus d'oppression, l'albumine persiste.

15 avril. — La malade sort, n'ayant plus d'albumine depuis vingt jours.

25 avril. — Elle rentre en état de dyspnée, avec cyanose légère des lèvres. Les urines contiennent un très léger disque d'albumine. Rien au cœur.

4 mai. — La malade a été prise dans le service, il y a une

huitaine de jours, de douleurs dans le sommet droit, d'accès de toux. Elle aurait eu un peu de fièvre.

Ecoutons maintenant la parole autorisée de M. le professeur Teissier *(Leçons sur la grippe)*.

« Plusieurs d'entre vous, sans doute, ont eu l'occasion de voir au n° 6 de la salle des 3es Femmes, une malade de cinquante ans, de forte corpulence et auprès de qui je m'arrêtais souvent pour ausculter le sommet droit de sa poitrine, au niveau duquel on constatait très nettement des phénomènes cavitaires : matité très accentuée, exagération des vibrations thoraciques, respiration très soufflante, presque tubaire, gros râles humides, qui éclataient brusquement sous l'oreille, sous l'influence du moindre effort de toux ; en même temps on pouvait observer, dans le crachoir de la malade, une quantité énorme de crachats purulents, fusionnés et remplissant en vingt-quatre heures la presque totalité du récipient. Pour tout médecin non prévenu, le diagnostic ne devait présenter aucun doute ; il devait s'agir d'une tuberculose à marche rapide, probablement contractée dans le service, car la malade était à l'Hôtel-Dieu depuis plusieurs mois, où elle était entrée pour des accidents de dypsnée urémique, dont on avait eu grand'peine à triompher.

« Toutefois je ne souscrivais qu'à regret à l'idée de cette tuberculose rapide. J'avais ausculté la malade à maintes reprises, et je n'avais jamais rien observé de suspect à ses sommets. Je fis donc toutes mes réserves jusqu'au jour où l'examen bactériologique des crachats aurait tranché définitivement la question. Je soupçonnais en effet la grippe d'être la cause de ces accidents : en interrogeant la malade avec soin, on arrivait à lui faire dire que, cinq à six jours avant de rendre ces crachats purulents, elle avait éprouvé de la courbature avec un grand sentiment de lassitude et des douleurs dans le côté droit. Depuis, elle avait conservé de la fièvre ; toutefois, elle n'avait pas cru devoir attirer l'attention sur ses malaises. Mais elle était à proximité de deux malades affectées de grippe avérée, dont l'une (nous allons vous en entretenir bientôt) succomba rapidement avec des accidents d'asthénie grippale progressive.

« C'est en tenant compte de ces malaises généraux, du voisinage d'autres malades atteintes de grippe grave, de l'intensité et de la précocité de ce catarrhe purulent, survenant chez une femme qui, quelques jours auparavant, n'avait aucune détermination thoracique, que nous fûmes conduits à affirmer le diagnostic de grippe et à formuler, en conséquence, un pronostic tout différent de celui qui avait été porté de prime abord.

« L'avenir nous donna raison. D'abord l'examen bactériologique des crachats réalisé à quatre reprises différentes et avec toute la minutie possible par le Dr Frenkel fut constamment négatif; jamais on ne put y déceler un seul bacille de Koch. De plus, l'expectoration purulente ne tarda pas à se tarir. Au bout de huit jours elle était remplacée par quelques crachats visqueux ou muqueux. Les signes physiques enfin constatés à l'auscultation et à la percussion s'atténuèrent sensiblement, si bien qu'au bout de quelques semaines la malade, à peu près rétablie, pouvait quitter l'hôpital et aller se placer comme femme de journée.

« Elle passa tout l'été hors de l'Hôtel-Dieu, mais elle sollicita de nouveau son admission le 3 novembre suivant, car elle éprouvait des douleurs dans l'épaule et présentait (fait loin d'être exceptionnel dans la grippe) une atrophie marquée du deltoïde du même côté. Nous eûmes alors le loisir de la réexaminer complètement, et voici le résultat de l'auscultation tel qu'il est consigné dans l'observation le jour de l'entrée à l'hôpital : « Submatité pro-
« noncée au sommet droit dans la fosse sus-épineuse, craquements
« humides descendant jusque vers la pointe de l'omoplate, râles de
« même nature, mais moins nombreux, sous la clavicule ; *absence*
« *de signes cavitaires*. Un peu de bronchophonie sous la clavicule
« droite. Toux quinteuse, expectoration modérée, rappelant celle
« du catarrhe pulmonaire. »

« L'examen bactériologique des crachats, refait à ce moment, ne permet pas de constater non plus l'existence des bacilles de Koch et, malgré l'opinion souvent formulée autour de nous, soit par nos assistants, soit par des confrères appelés à examiner la malade, nous maintenons énergiquement le diagnostic de grippe avec localisation au sommet et nous attribuons les phénomènes dont on constate le reliquat à de la pneumonie chronique avec irritation pleurale concomitante, ayant abouti à un certain degré de dilatation des bronches. Les névrites périphériques développées simultanément et ayant abouti à de l'atrophie du deltoïde nous semblaient devoir être imputées aussi à la propagation de la pleurite aux nerfs de l'épaule, ainsi que nous l'avons observé dans plusieurs circonstances.

« Les choses en étaient là et nous pensions devoir nous occuper de ces accidents atrophiques que nous combattions par l'électricité, lorsque, le 14 janvier de cette année (1892), la malade présenta brusquement de la fièvre ; elle est prise d'oppression avec cyanose de la face, des râles disséminés apparaissent d'abord dans tout le côté droit de la poitrine, ils se généralisent trois jours après à toute l'étendue du thorax et sont accompagnés d'une expectoration franchement purulente. Le 21 janvier la malade succombe dans une crise d'oppression plus violente, avec grande accélération du pouls.

« L'autopsie est faite vingt-quatre heure après, en présence de notre distingué collègue des hôpitaux, le Dʳ Mouisset, qui s'était particulièrement intéressé à la malade. Il est facile de constater d'abord, que la patiente a été emportée par ces accidents de pneumonie bâtarde d'origine grippale, donnant au poumon cet aspect violacé et pseudo-œdémateux que nous avons observé si souvent dans ces dernières épidémies. Mais ce que l'on pouvait voir aussi, c'est que le sommet du poumon droit, que plusieurs étaient tentés de considérer comme presque sûrement tuberculeux, ne présentait pas la moindre trace de lésions tuberculeuses, mais simplement une pneumonie interstitielle très avancée, constituée par de larges travées fibreuses, partant de la plèvre très épaissie et s'étendant jusqu'aux bronches très évidemment dilatées. »

Voici une planche représentant le sommet du poumon avec la plèvre épaissie, d'où partent des travées fibreuses s'insérant pour ainsi dire par leur courte extrémité sur les parois des bronches ; de là l'origine de ces dilatations

bronchiques sur lesquelles nous aurons l'occasion de revenir dans l'étude de la pathogénie des symptômes pseudo-
cavitaires.

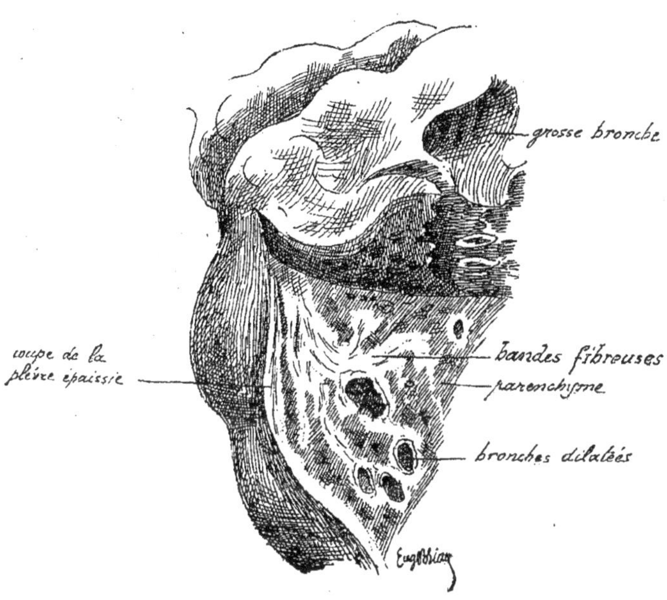

« Cette observation nous semble absolument digne d'attention,
car si elle prouve cette tendance aux localisations du sommet pour
les formes thoraciques de la grippe, elle montre bien que ces accidents peuvent simuler à s'y méprendre des lésions tuberculeuses
avancées, diagnostic qui, certainement eût dû être posé dans
l'espèce, si l'examen bactériologique des crachats n'avait suspendu
notre jugement. C'est ce qui, d'ailleurs, a été fait dans le cas suivant que nous avons plusieurs fois présenté dans le service, comme
un exemple de tuberculose sénile, contractée par voie de contagion
directe. »

Observation III

(Service de M. le professeur Teissier, *Leçons sur la Grippe*).

Catarrhe et emphysème. — Artério-fibrosis. — Léger galop.
— Signes de tuberculose du sommet droit. — Affai-
blissement progressif. — Autopsie négative. — Grippe.

Marie B..., soixante-neuf ans, entre à l'Hôtel-Dieu le 21 mars 1891.

Pas d'antécédents pathologiques. Bon état de santé habituel. Jamais de toux.

Laissons la parole à M. le professeur Teissier :

« Vous vous rappelez peut-être, cette petite vieille femme couchée au n° 34 de notre salle de l'Hôtel-Dieu, presque en face de la malade dont je viens de vous retracer l'histoire ; elle était là depuis plusieurs mois, atteinte d'un peu de catarrhe et d'emphysème, présentant un certain degré d'artério-sclérose, et attendant patiente et résignée, qu'on pût disposer pour elle d'un lit dans un hospice. Elle nous arrêtait rarement, toujours satisfaite du peu qu'on lui accordait et ne se plaignant jamais. Le 12 juin, surpris de la voir tousser d'une façon persistante et la trouvant notablement amaigrie, nous l'auscultons plus soigneusement et constatons à ses deux sommets des râles humides à grosses bulles et du souffle manifeste; l'expectoration est abondante et franchement purulente. Tout disposé à voir dans ces lésions des signes d'une tuberculose ultime, nous engageâmes le stagiaire du service attaché à la malade, à faire des préparations bactériologiques de ses crachats. A notre grande surprise, ces crachats ne contenaient pas de bacilles de Koch. C'est alors que le Dr Frenkel fit lui-même un nouvel examen et constata dans ces crachats des diplobacilles à l'état pur, comme dans une véritable culture. Mais les phénomènes d'affaiblissement s'accentuaient de plus en plus et la malade succombait cinq jours après, emportée par l'infection grippale.

Comme dans le cas précédent, l'autopsie ne révéla autre chose qu'une congestion œdémateuse intense des deux poumons dont le suc, recueilli et cultivé par le D' Frenkel, donna naissance à des cultures pures des diplobacilles encapsulés ».

OBSERVATION IV

(Service de M. le professeur Teissier.)

Malade se disant soignée depuis longtemps pour une tubercu-
lose pulmonaire. — Poussée de grippe avec accidents au
sommet gauche. — Amélioration de l'état général. —
Persistance du volume de la rate avec grandes oscil-
lations de température. — Guérison.

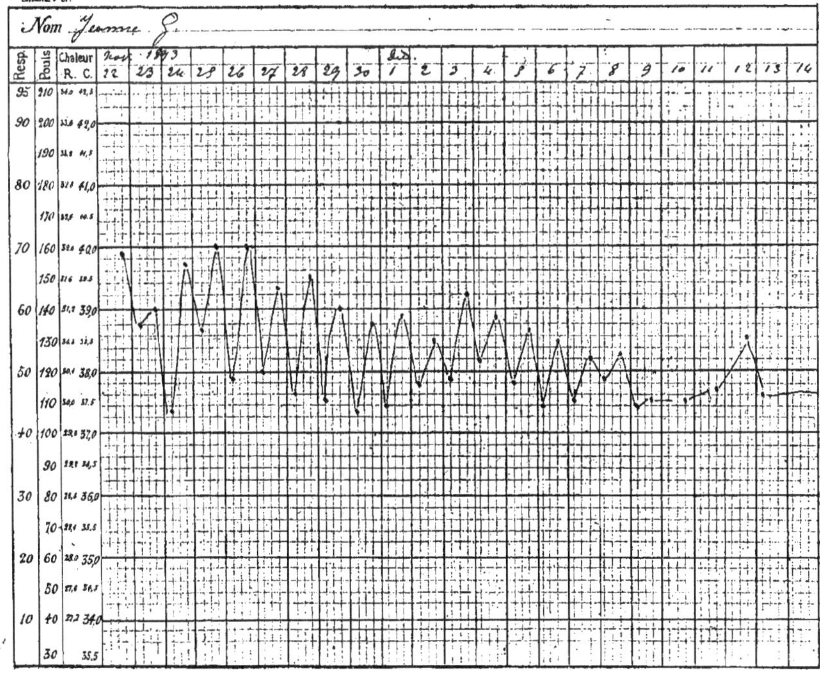

Jeanne G..., dix-huit ans, entre à l'Hôtel-Dieu le 22 novembre 1893.

Son père est mort de tuberculose pulmonaire à quarante-cinq ans ; sa mère est vivante et bien portante ; deux sœurs et un frère en bonne santé ; cinq sont morts en bas âge.

Les menstruations, établies depuis l'âge de quinze ans, se font régulièrement.

Elle a eu la rougeole dans l'enfance.

La malade était soignée depuis quatre mois pour une bronchite, dit-elle, et prenait de la créosote.

Elle n'a jamais eu d'hémoptysie, n'a jamais eu de sueurs nocturnes à part ces dernières nuits. Elle n'a pas maigri. Il y a dix jours, son état s'aggrava brusquement par l'apparition de points de côté violents, toux constante, fièvre et abattement. Pas d'épistaxis.

La malade a, le jour de son arrivée, une température de 39°,5 le soir ; 38°,3 le lendemain matin. Pas de stupeur ; mais grande sensation de faiblesse. Pas de troubles abdominaux. Anorexie. Rate grosse, deux ou trois taches rosées douteuses. La pression des fosses iliaques n'est pas douloureuse. Pas d'albumine.

Toux fréquente. Expectoration sans caractère particulier et peu abondante. Points de côté plus ou moins violents, à localisations variables.

A l'examen physique ; submatité et râles sous-crépitants très nombreux à la base gauche. Rien à la base droite. Au sommet gauche et en avant, submatité, augmentation des vibrations, râles fins sous-crépitants très nombreux à la fin de l'inspiration.

25 novembre. — A la base gauche : toujours matité et obscurité respiratoire et râles nombreux. Au sommet gauche : les râles fins ont presque entièrement disparu.

La fièvre est tombée, tracé en V.

1er décembre. — Fièvre à grandes oscillations. Le résultat d'un examen bactériologique des crachats fait par un stagiaire est : Bacilles nombreux, mais cet examen contrôlé par M. le Dr Fraenkel donne un résultat absolument négatif.

Etat général excellent.

Les signes stéthoscopiques ont disparu.

15 décembre. — La malade sort du service ne présentant aucun signe de tuberculose.

Voilà une malade de dix-huit ans qui entre à l'Hôtel-Dieu avec des phénomènes généraux graves. Un stagiaire fait le diagnostic de fièvre typhoïde. Mais le lendemain, M. le professeur Teissier, se basant sur l'absence de phénomènes abdominaux, sur la gravité de l'état général, les sueurs nocturnes, la toux, les points de côté, et surtout l'examen physique du thorax, influencé peut-être par les antécédents héréditaires de la malade et par le fait qu'elle dit être soignée depuis quatre mois pour une bronchite, et par la créosote, propose provisoirement le diagnostic de tuberculose aiguë. Cependant le troisième jour après l'entrée de la malade, la température rectale s'abaissa brusquement pour remonter ensuite, formant ainsi la courbe en V, décrite par M. le professeur Teissier qui, à ce moment, attira l'attention des élèves sur cette particularité. La malade, en effet, vérifia le diagnostic, donna un démenti éclatant aux sombres pronostics portés, en sortant trois semaines après son entrée, ne présentant aucun signe de tuberculose.

Tout ici est en faveur du diagnostic de grippe, aussi bien les symptômes que la marche. Nous voyons le début et la marche d'une maladie infectieuse, la courbe de la grippe. Les phénomènes pulmonaires ont été si intenses que le diagnostic granulie a failli être porté. Mais nous avons vu comment il a été rectifié par la terminaison heureuse de la maladie.

OBSERVATION V

(Service de M. le professeur Teissier.)

*Hémiplégie spasmodique infantile gauche. — Tremblement
des membres supérieurs. — Pseudo-coxalgie et atrophie
du membre inférieur gauche. — Signes physiques d'infiltration tuberculeuse du sommet droit. — Phlébite
des membres inférieurs. — Amélioration considérable.
— Absence de bacilles de Koch. — Pseudo-tuberculose
grippale.*

Clémence F..., vingt six ans, entre à l'Hôtel-Dieu le 24 novembre 1892.

Pas de maladies dans la famille. Les parents se portent bien.

N'a fait aucune maladie antérieure.

La menstruation, établie à dix-huit ans, se fait toujours régulièrement.

Ni syphilis, ni alcoslisme, ni rhumatisme.

La malade a toujours été très impressionnable.

Il y a trois mois, elle fit un violent effort pour soulever une
malade. Depuis ce jour, elle souffre du côté gauche. Au bout d'un
mois, la patiente, qui se préoccupait beaucoup de cet accident, ressentit pour la première fois des étouffements sous forme de boule
partie du creux épigastrique et remontant dans la gorge. Ces sensations n'ont duré que quelques jours, après quoi la malade allait
assez bien, se plaignant cependant toujours de douleurs dans le
côté gauche de l'abdomen.

Il y a quinze jours, la malade en se réveillant s'aperçut qu'elle
était paralysée de tout le côté gauche et qu'elle tremblait du même
côté. Elle avoue d'ailleurs qu'elle tremblait déjà avant son accident, et cela des deux côtés à la fois. La malade ne s'était pas
mordu la langue, elle n'avait pas eu d'incontinence nocturne
d'urine ni de matières fécales.

Elle n'avait ni céphalalgie, ni vertiges les jours précédents.

La face n'a pas été prise.

Actuellement la malade est très déprimée physiquement ; l'intelligence est des plus faibles, et les réponses sont lentes et souvent contradictoires.

La jambe gauche est dans l'adduction et la rotation en dedans, le pied étendu sur la jambe, les muscles fortement atrophiés ; tous ces signes font penser à une coxalgie. La malade interrogée dans ce sens ne se rappelle pas si elle en a eu les symptômes ; elle est du reste d'une intelligence très obtuse et tous les renseignements qu'elle donne sont sujets à caution. Elle ne peut pas se tenir debout sur cette jambe. La force musculaire est nulle, aussi bien dans la flexion que dans l'extension. La force musculaire est aussi nulle au membre supérieur du même côté. Il existe de même une faiblesse assez marquée du côté droit. Les mouvements volontaires des deux membres du côté gauche sont cependant possibles. Les articulations paraissent indemnes. A part l'atrophie générale musculaire du membre inférieur gauche, pas d'autre trouble trophique. Pas de troubles de la sensibilité, sauf de l'anesthésie pharyngée.

Les réflexes rotuliens sont supprimés des deux côtés.

Ovarie des plus nettes des deux côtés ; mais prédominant à gauche.

Zones hystérogènes multiples.

Pas de céphalalgie, pas de troubles oculo-pupillaires.

Pas de troubles gastriques. Inappétence marquée.

Sueurs nocturnes.

Rien au cœur.

La malade dit qu'elle ne tousse ni ne crache ; elle ne s'enrhume pas facilement et n'a jamais eu d'hémoptysie. Cependant on trouve aux poumons, surtout au sommet, des signes nets de bronchite.

On donne de la liqueur de Fowler.

6 décembre. — La mère de la malade donne des détails complémentaires sur la santé antérieure de sa fille, dont l'état intellectuel est trop précaire pour que l'on puisse en obtenir des renseignements certains. Elle raconte que sa fille ayant été mise en nourrice, en était revenue avec un tremblement du côté gauche,

avec de la faiblesse et une diminution sensible de volume des membres du même côté.

Il n'y aurait jamais eu de coxalgie. Elle ignore d'ailleurs si l'attitude spéciale du membre inférieur gauche date de longtemps.

Quant au tremblement du côté droit, il existerait seulement depuis son traumatisme. remontant à quatre mois.

Depuis quatre jours, on note un œdème dur du membre inférieur droit avec circulation veineuse superficielle. Le membre est douloureux. La malade n'avait jamais eu de phlébite auparavant.

Température rectale élevée, à grandes oscillations entre 38 degrès minimum et 39°5 maximum.

Urines toujours un peu albumineuses et très uratiques.

25 décembre. — La fièvre tend un peu à baisser, mais arrive encore à 39 degrés le soir. La malade se cachectise peu depuis son entrée ; mais l'amaigrissement est considérable cependant.

Les signes d'auscultation tendent plutôt à diminuer. Sous la clavicule gauche, inspiration saccadée et soufflante avec quelques craquements secs.

En arrière, dans les deux sommets, mêmes signes, et peu accentués, moins nets qu'au début.

A la base gauche, souffle dur avec râles humides très nombreux et submatité à ce niveau.

Depuis deux jours, il y a de l'œdème des deux membres inférieurs.

28 décembre. — Pas de bacilles de Koch à l'examen des crachats. Toujours grandes occillations de température entre 37°,3 et 39°,2.

24 janvier 1893. — Les signes à l'auscultation ont presque tout à fait disparu. La malade mange bien. Elle a engraissé. Les phlébites ont disparu. Elle parle de s'en aller. La fièvre a presque disparu. Etat général bien meilleur.

28 janvier. — Température rectale normale.

8 février. — La malade s'en va. Il n'y a plus que quelques râles de bronchite simple au sommet gauche. Etat général excellent.

Ne nous arrêtant absolument qu'aux phénomènes pulmonaires qui se sont manifestés chez cette malade, nous voyons que son histoire ne leur assigne pas un début précis. Ce n'est pour ainsi dire que par hasard que, pour compléter l'examen clinique, on pratique l'auscultation. Malgré l'absence de tout symptôme subjectif de tuberculose, on trouve cependant aux poumons, des signes nets de bronchite avec prédominance aux sommets. L'expectoration est restée peu abondante, et si l'examen des crachats n'a pas été fait dès l'entrée de la malade à l'Hôtel-Dieu, c'est que le diagnostic de tuberculose paraissait s'imposer. A partir du 28 décembre, en présence d'une tendance à l'abaissement de la température, accompagnée de la persistance des symptômes physiques locaux, on fait plusieurs recherches du bacille de Koch dans les crachats ; toutes sont restées négatives. D'autre part, l'état général s'améliorait, la fièvre tombait définitivement, et la malade sortait dans un état satisfaisant, conservant encore quelques râles de bronchite simple au sommet gauche.

Pendant plus d'un mois cette malade avait donc été considérée comme une tuberculeuse. L'absence de bacille et la *rapide* terminaison heureuse viennent infirmer ce diagnostic.

Observation VI

(Service de M. le professeur Teissier.)

Cet'e observation est résumée dans : Teissier, G. Roux et Pittion, *Nouvelles recherches bactériologiques et expérimentales relatives à la pathogénie de la grippe.* — Arch. de méd. expérim., 1er septembre 1892, n° 5.)

Grippe infectieuse à forme typhoïde avec broncho-pneumonie prédominant au sommet pouvant simuler une tuberculose aiguë. — Hyperthermie. — Défervescence le septième jour. — Rechute. — Autopsie.

Jenny P..., vingt-trois ans, entre à l'Hôtel-Dieu le 3 avril 1891. Parents vivants et bien portants.

Pas d'antécédents pathologiques personnels, pas de toux habituelle.

Pas de maladie ayant déterminé le séjour au lit, sauf un jour, l'année dernière pour des douleurs rhumatismales.

La malade, domestique dans une maison où se trouvaient deux personnes atteintes de grippe, aurait été prise le 28 mars (il y a cinq jours) de petits frissons avec vertiges, céphalalgie et courbature générale. Le soir, fièvre, insomnie ; le lendemain, inappétence, état général mauvais. Cet état se poursuit toute la semaine.

Aujourd'hui la malade se présente avec un visage abattu, fortement coloré, mais sans prostration intellectuelle. Elle répond très nettement aux questions.

Elle se plaint de souffrir beaucoup de la tête et dans la continuité des membres.

Sur le devant du thorax, on voit un érythème marbré à larges espaces, s'arrêtant à l'ombilic. Pas de taches érythémateuses sur le ventre. Le ventre est souple, non ballonné ; la pression dans la fosse iliaque est indolore ; pas de gargouillement.

La langue est saburrale, sèche, rouge sur les bords et la pointe.

La luette, le voile du palais, les piliers sont uniformément rouges. Pas d'exsudat ni de points blancs. Constipation légère.

Le foie déborde légèrement les fausses côtes et la rate est sensible par cinq travers de doigt.

Aux poumons, quelques râles à droite. A gauche, diminution de la sonorité, râles sous-crépitants fins et moyens dans toute la hauteur du poumon aussi bien en avant qu'en arrière.

Rien au cœur.

Les urines sont fortement chargées d'urates, contiennent une grande proportion d'albumine.

Température 41°,2.

On donne des bains à 33 degrés.

6 avril. — La malade est mise au bain tiède à 35 degrés.

On fait une culture du sang qui contient une grande quantité de diplobacilles encapsulés.

7 avril. — La malade conserve toujours une température à 41 degrés sans localisation. Obnubilation complète dont la malade se rend parfaitement compte. Nystagmus de l'iris. Râles de bronchite disséminés. Langue un peu sèche. Pas de taches. On donne toutes les trois heures un bain à 25 degrés pendant la journée.

9 avril. — Apparition d'une érythème avec piqueté rouge cuivré sur les avant-bras. La température 40 degrés et au-dessus, est descendue jusqu'à 38°8. La malade a repris en partie son intelligence. La température à 10 heures du matin est remonté à 40 degrés. Lavements froids toutes les trois heures.

10 avril. — La malade a repris connaissance malgré la température toujours élevée (41 degrés). Resp. 36. Urine rouge acajou, 600 grammes, albumineuse.

11 avril. — Urine 800 grammes, brun acajou, albumineuse.

Température 40 et 41 degrés.

Etat cérébral excellent.

Matité au sommet gauche avec conservation des vibrations. Respiration bronchique presque tubaire sans râles. Langue humide R. = 44. Râles sous-crépitants au sommet droit.

13 avril — Escarre fessière médiane. Muguet depuis la veille. Langue sèche et rôtie.

Température toujours élevée. Dyspnée nécessitant la suspension des bains. Etat général cérébral toujours très bon. Plaques papuleuses, érythémateuses au niveau des poignets et des coudes.

Pouls non dicrote (152). R = — 48.

Urines 700 grammes.

Les bains ont généralement abaissé la température.

Culture des selles donnant cinq jours plus tard des colonies de diplobacilles.

Caféine en injections sous-cutanées. — Oxygène. — Cataplasmes sinapisés.

14 avril. — P = 136. R. 48.

Le pouls a une tendance au dicrotisme.

Urines recueillies 500 grammes ; mais il s'en écoule au moment des selles.

Même état.

On fait une culture avec de l'exsudat crémeux recueilli dans la bouche. Râles trachéaux.

15 avril. — Au matin, la malade a conservé toute son intelligence. La bouche est tapissée d'un enduit crémeux, café au lait, peu adhérent. Pas d'angine. Les râles trachéaux ont augmenté s'intensité et de fréquence. La dyspnée est toujours plus vive, et la malade meurt vers 4 heures de l'après-midi.

L'*autopsie* est pratiqué le 17 avril.

La *masse encéphalique* pèse 1200 grammes. Congestion légère et diffuse des méninges. Pas d'œdème, ni d'altération de la substance cérébrale.

Le *poumon gauche* remplit toute sa cavité et garde des empreintes costales ; il pèse 800 grammes, le tissu dur et friable ne surnage pas à l'eau ; à la coupe de la grosse bronche il s'écoule un liquide spumeux, puriforme ; le lobe inférieur à l'état d'hépatisation rouge incomplète semble cependant encore perméable à l'air ; mais le lobe supérieur est profondément altéré. Enveloppé par une coque fibreuse assez épaisse, il est dur et résiste à la section : la coupe est lisse, de couleur hortensia, très pâle, présentant par place un piqueté couleur gris fer, assez uniforme, et dans d'autres points, quelques vacuoles d'où s'écoule un liquide puriforme légèrement teinté en rose : c'est un état intermédiaire à la caséification et à l'hépatisation grise.

Le *poumon droit* pèse 670 grammes. Le lobe inférieur est splénisé, mais ce qu'il présente de plus remarquable, ce sont des espèces de boules d'œdème appendues en grappe, à la surface de la plèvre viscérale, et remplies d'un liquide gélatineux qui s'écoule mal à la ponction.

La rate a son volume normal.

Les reins sensiblement congestionnés pèsent de 170 à 180 grammes.

Le foie n'est pas altéré.

Le cœur de même.

L'intestin grêle a été détaché depuis le pylore jusqu'au delà de la valvule iléo-cæcale. La première moitié présente une légère congestion : arborisation fine des capillaires. La seconde moitié est, au contraire, anémiée : elle présente trois ou quatre plaques noir foncé, non gangréneuses, situées près du bord adhérent. La muqueuse est exfoliée sur une assez grande étendue, par plaques assez longues, toujours séparées par des parties saines.

Les plaques de Peyer, examinées sous l'eau, soit à la vue, soit au toucher, ont paru n'avoir subi aucune altération. Elles étaient lisses et non saillantes, ni en retrait sur la surface intestinale, qu'elles fussent ou non recouvertes de muqueuse. On a reconnu l'intégrité de toutes les plaques examinées, au nombre de plus de vingt.

L'utérus ne présente pas d'altération. Congestion des trompes et des ovaires.

On fait, séance tenante, des ensemencements dans du bouillon : 1° de l'urine (par ponction dans la vessie) ; 2° du suc pulmonaire (lobe supérieur gauche); et 3°, du liquide de l'œdème sous-pleural.

Dès le lendemain (18 avril) tous les tubes sont fertiles.

Tube n° 1 (urine) : diplobacilles encapsulés.

Tube n° 2 (suc pulmonaire) : chaînettes de streptocoques semblables à ceux du sang.

Tube n° 3 (œdème sous-pleural) : chaînettes analogues aux précédentes, mais moins longues.

Comme on le voit en parcourant cette observation, la
fièvre typhoïde que l'état général pouvait faire soupçonner au début, ne s'est vérifiée pas plus par la marche
ultérieure de la maladie que par les résultats de l'autopsie
absolument négatifs quant aux lésions intestinales. Plus
tard, les accidents rapides et broncho-pneumonie, leur
prédominance marquée au sommet faisaient penser à une
tuberculose aiguë. L'évolution si rapide, la terminaison si
prompte de la maladie, nous ont permis de constater à
l'amphithéâtre, qu'il s'agissait ici uniquement de la
grippe. Les cultures, faites avec différents produits des
organes, nous montrent des colonies de ces microorga-
nismes qui, maintenant, paraissent être les germes spé-
cifiques de cette maladie.

OBSERVATION VII

(Service de M. le professeur Teissier.)

Broncho-pneumonie d'origine grippale. — Infection tuber-
culeuse secondaire.

Angélique L..., âgée de vingt-huit ans, entre le 3 novembre
1892, à l'Hôtel-Dieu.

On ne relève rien de spécial dans les antécédents héréditaires
et personnels.

Depuis plusieurs années, la malade tousse constamment et
expectore des crachats muqueux. Elle n'a jamais eu d'hémoptysies
Ces derniers temps, elle avait beaucoup d'appétit et ne perdait pas
ses forces. Jamais de sueurs nocturnes.

Il y a quinze jours environ, sans cause appréciable, elle eut un frisson intense de deux heures de durée, avec vomissement. Puis, point de côté sur la ligne axillaire gauche; céphalalgie frontale; malaise général ; inappétence ; pas d'épistaxis; sueurs abondantes, surtout la nuit.

L'état est resté stationnaire jusqu'au moment de l'entrée.

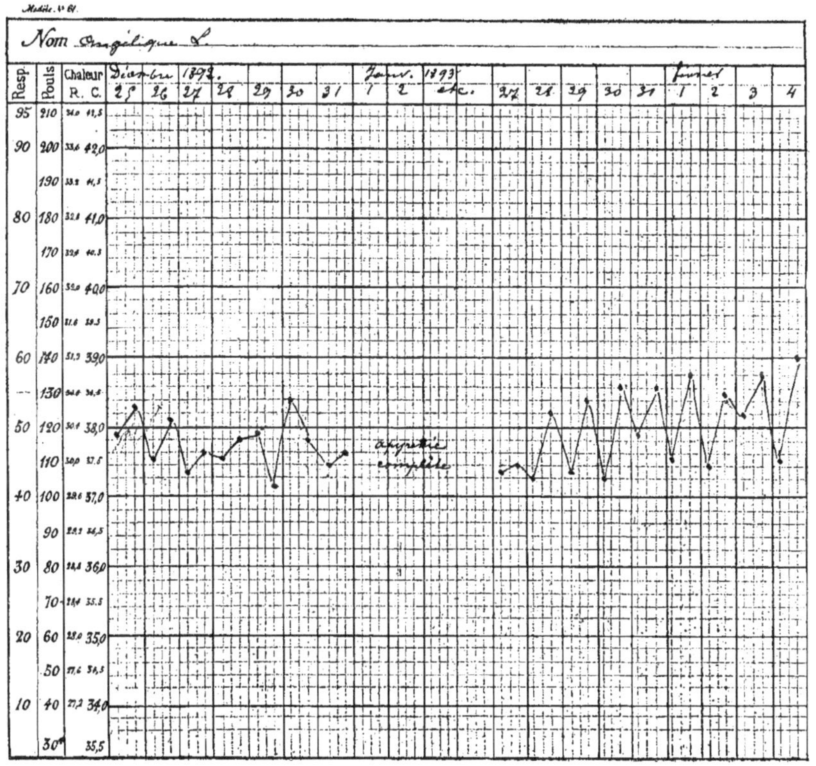

3 novembre. — Facies congestionné, peau chaude couverte de sueurs. Aucun trouble intellectuel, pas de délire, un peu d'insomnie. Un peu de surdité au début de l'affection. Pas de troubles de la vue. Langue un peu blanche, humide, suburrale, inappétence.

Pas d'autre trouble digestif que de la constipation. Herpès labial.

Un peu de dyspnée. Toux fréquente, quinteuse ; l'expectoration muqueuse, peu aérée, visqueuse et adhérente, n'a pas et n'a eu à aucun moment la couleur des crachats pneumoniques, elle ne conent pas de pus ni de sang.

A l'examen du thorax, on constate :

Au poumon gauche : matité de la moitié inférieure de l'organe, absence de sensation de flot, légère augmentation des vibrations. La respiration, au niveau de la zone de matité s'entend jusqu'en bas. A la partie moyenne du poumon gauche, souffle à timbre amphorique ; au même niveau, bronchophonie et pectoriloquie aphone. Tout autour et jusqu'à la partie supérieure du poumon gauche, râles sous-crépitants assez gros, ayant le timbre des râles redux et mêlés de sibilances. Au sommet du même côté, mêmes signes, mais pas de souffle, et pas de retentissement de la toux, ni de la voix. En avant, un peu de skodisme sous la clavicule. Mêmes signes stéthoscopiques dans cette région que dans le point correspondant en arrière.

Au poumon droit, rien de net en avant. En arrière, craquements humides au sommet se prolongeant jusqu'au tiers inférieur ; pas de souffle ni de retentissement de la toux ni de la voix.

Le foie n'est pas douloureux, ne déborde pas les fausses côtes.

Pas de matité splénique.

Cœur régulier ; pointe dans le cinquième espace. Souffle systolique de la pointe, perçu dans la région mésocardiaque. Pouls fort, un peu dicrote. Bat à 112.

Température rectale élevée, 39°,7 le soir.

Urines rares, foncées, un peu albumineuses.

4 novembre. — Les vibrations thoraciques sont plutôt diminuées du côté gauche. Il y a toujours du souffle, de l'égophonie, 39°,1, le matin.

7 novembre. — Toujours de la matité à la base gauche. Vibrations diminuées ; murmure vésiculaire aboli ; égophonie et pectoriloquie aphone ; plus haut, souffle expiratoire et frottements pleurétiques.

Une ponction faite au niveau du foyer de matité a donné du

sang à peu près pur, avec lequel on a ensemencé un bouillon. La culture est restée stérile.

L'examen microscopique, au point de vue du bacille de Koch est resté négatif.

En avant, sous la clavicule, le schéma de Grancher donne + + +.

Le demi-périmètre thoracique gauche est plus grand que celui de droite.

L'espace de Traube est mat.

A droite, râles de bronchite.

La température a dépassé 40 degrés les deux soirs précédents (5 et 6 novembre) avec des abaissements de 1 à 1°,5 le matin.

9 novembre. — L'égophonie est toujours nette. Les râles sont plus humides ; ils sont augmentés au sommet.

L'espace de Traube est toujours mat.

La température se maintient élevée.

La pointe du cœur n'est pas déviée.

Il y a moins de dyspnée. La malade se trouve bien mieux.

Températures : 7 matin, 39   soir, 40,5.

      —   8   —   39,1 — 40,2.

      —   9   —   38

20 novembre. — Toujours beaucoup de fièvre. Depuis le 10 novembre quatre fois seulement la température vespérale est restée au-dessous de 40 degrés. Dyspnée. L'état général reste assez bon. Transpirations abondantes. Les signes stéthoscopiques se maintiennent les mêmes. L'examen bacillaire des crachats qui sont purulents est resté négatif.

Poids : 53 kilogrammes.

4 décembre. — Etat général assez bon.

Poids : 54 kilogrammes.

La courbe thermique a toujours de grandes oscillations, mais n'a jamais dépassé 39°5 depuis le 20 novembre. Depuis le 30 elle oscille entre 38°1 et et 38°8.

L'état local s'est peu modifié.

La malade présente au sommet gauche, en avant, les signes d'une grande caverne. Au même sommet, en arrière, nombreux râles humides. Beaucoup de ces râles cessent pendant l'arrêt respiratoire et reparaissent quand, la malade ne respirant pas, on fait faire des mouvements de circumduction au bras gauche.

Dans le tiers inférieur, foyer pleurétique persistant avec tous les signes classiques.

Au sommet droit, assez nombreux râles humides.

10 décembre. — 53 kilogrammes. Le thermomètre a une tendance à descendre.

Le 14 au soir, 39°2 pour redescendre de suite après à 37°8.

24 décembre, 54 kilogrammes.

27 décembre, 54 kg.700. Depuis le 17, la courbe a de petites oscillations de 0,5 à 0,6° entre 38°,6 (max.) le soir, et 37.°,3 (min.) le matin.

Aujourd'hui, la malade est absolument apyrétique. L'état général est bon. Mêmes signes stéthoscopiques.

5 janvier 1893. — Poids : 54 kg.,700. L'apyrexie persiste.

16 janvier. — La malade se trouve très bien. Elle a bon appétit, dort bien, tousse peu. L'expectoration est très liquide, avec quelques crachats visqueux non teintés. Les signes d'auscultation ne se modifient pas. Ce sont ceux indiqués à la date du 4 décembre. Pas de température.

20 janvier. — Poids : 56 kg.200, Apyrexie.

28 janvier. — Le souffle de la partie inférieure du poumon gauche a beaucoup diminué. Gros gargouillement. Légère élévation de température.

2 février. — Poids : 55 kg. 100.

Le périmètre thoracique donne 82 centimètres (41 de chaque côté).

Au sommet gauche, le schéma de Grancher donne +-+-—. On entend à ce niveau de nombreux râles fins et humides.

C'est la première fois, aujourd'hui, qu'on trouve des bacilles de Koch dans les crachats. Une fois cependant, il semblait y en avoir un dans la préparation. Un peu de température rectale depuis quelques jours.

17 février. — Poids : 55 kg.100. Grandes oscillations de température ne dépassant pas 39 degrés le soir.

27 février. — Poids : 55 kilogrammes.

Les signes constatés sous la clavicule gauche ont plutôt un peu augmenté.

La température est remontée au-dessus de 39 degrés. L'appétit a diminué, mêmes signes au poumon gauche, en arrière et au sommet droit.

10 mars. — Poids : 51 kilogrammes. Le thermomètre qui avait marqué 40 et 40°3 les 2 et 3 mars au soir, oscille maintenant entre 38°2 et 39°6.

15 mars. — Il s'est fait une invasion rapide de tuberculose.

Sous la clavicule gauche, signes cavitaires, inspiration soufflante, râles humides, pectoriloquie.

Sous la clavicule droite, craquements.

Les signes fonctionnels de phtisie persistent. Toux fréquente avec expectoration muco-purulente.

Le foie est gros et mesure 17 centimètres de hauteur.

28 mars. — Bruit de pot fêlé et signes cavitaires au sommet gauche; signes cavitaires aussi au sommet droit.

13 avril. — Les signes physiques et fonctionnels s'accentuent. La malade a beaucoup maigri.

Poids : 46 kg.500.

26 avril. — La malade s'est beaucoup affaiblie. Elle ne s'alimente presque plus et est constamment baignée de sueur; grande faiblesse; fièvre intense, langue absolument dépouillée; muguet. La malade rend tout ce qu'elle prend, liquide ou solide. Depuis trois jours, constipation succédant à une diarrhée qui durait depuis plus d'un mois.

11 mai. — Décédée.

Autopsie. — A l'ouverture de la cavité thoracique, on trouve une plèvre sur laquelle sont répandues un grand nombre de granulations tuberculeuses confluentes, donnant à la plèvre un aspect velvétique. A droite, nombreuses adhérences, surtout au niveau de la base, où il est difficile de séparer le poumon de la plèvre diaphragmatique; pas d'épanchement pleural. Le poumon droit présente des lésions de broncho-pneumonie. A gauche, la plèvre présente également de nombreuses fausses-membranes, et les adhérences au niveau du diaphragme sont encore plus serrées qu'à droite, de telle sorte que le poumon se déchire à la base, et une certaine portion reste adhérente au diaphragme. Le poumon gauche présente des lésions de broncho-pneumonie et on note au niveau du lobe inférieur un certain nombre de petites cavernes dont quelques-unes ont la dimension d'une noisette. Il n'y a pas d'épanchement pleural non plus à gauche.

Le foie est volumineux, pèse 2 kg.350, c'est un foie graisseux, de couleur jaune pâle, présentant une consistance un peu ferme.

Le cœur est de volume normal ; pas de lésions valvulaires.

Les reins ont l'aspect du rein blanc.

La rate est normale.

Malgré la toux dont elle est affligée depuis quelques années, cette malade, chez laquelle nous n'avons rien à relever, ni dans les antécédents héréditaires, ni dans les antécédents personnels, a un bon état général, ne présente pas de symptômes de tuberculose.

L'affection actuelle débute brusquement avec toutes les allures d'une maladie infectieuse.

Bien que l'expectoration n'ait jamais eu le caractère pneumonique, nous observons dès le premier jour les signes d'une hépatisation des parties moyenne et inférieure du poumon gauche. Cette lésion paraît s'étendre, mais à un degré moins prononcé, jusqu'au sommet. Notons le skodisme sous-claviculaire. Au sommet droit, on signale des craquements humides.

Trois jours plus tard on constate les signes physiques d'un épanchement. Une ponction pratiquée au niveau de la matité ne donne que du sang dont l'examen bactériologique est négatif.

A ce moment, l'examen de la région sous-claviculaire gauche donne : tympanisme sous-claviculaire, vibrations

thoraciques augmentées et respiration forte soit le (+—+—+—)
du schéma de Grancher.

On note la purulence des crachats seize jours après l'admission de la malade à l'hôpital ; mais ils ne contiennent
pas de bacilles. La température est très élevée à ce moment et atteint fréquemment 40 degrés le soir.

Tandis que le thermomètre s'abaisse peu à peu pour at-
teindre l'apyrexie complète vers la fin de décembre, l'auscultation révèle au sommet gauche les signes d'une grosse
caverne, qui ne paraissait pas liée à la tuberculose, et dont
d'ailleurs l'autopsie n'a pas vérifié l'existence.

Dès le 27 décembre, apyrexie complète. Bon état général subjectif. Les crachats deviennent liquides, un peu
visqueux, non teintés. Malgré tous ces signes favorables,
auxquels il faut ajouter l'appétit et l'augmentation de
poids de la malade, les signes stéthoscopiques persistent.

Enfin, après un mois entier d'amélioration lente, survient brusquement une légère augmentation de température ainsi que l'indique la courbe jointe à l'observation.

Le schéma de Grancher est modifié et donne alors (+—+ —)
soit : tympanisme sous-claviculaire joint à une augmentation des vibrations et à une diminution de la respiration.
En même temps un gros gargouillement apparaît à la
base gauche. En raison de ces modifications dans les
signes physiques, on examine immédiatement les crachats
dans lesquels, pour la première fois, on trouve le bacille
de Koch.

Depuis ce moment, la malade, nettement tuberculeuse,
décline rapidement, perd son poids, a une température
élevée, finit par prendre du muguet et meurt.

L'autopsie montre une pleurésie tuberculeuse sans

épanchement, des lésions de broncho-pneumonie aux deux poumons, avec de petites cavernes à la base droite.

Cette observation, dans laquelle nous constatons pendant trois mois le schéma de Grancher $+ + +$ et l'absence de bacille de Koch, nous montre donc une grippe envahissant un sujet non tuberculeux (autant qu'on peut affirmer sans l'ausculter qu'un sujet a les poumons sains), faisant une forme pseudo-phymique, avec les signes physiques d'une grosse caverne au sommet. Puis, guérison de la grippe en tant qu'infection générale, avec persistance des lésions pulmonaires locales. Enfin, tuberculose secondaire greffée sur un sujet convalescent de maladie infectieuse.

Observation VIII

(Clinique médicale de M. le professeur Bondet.)

Grippe à début lent. — Congestion du poumon gauche avec bronchite unilatérale du même côté. — Egophonie et pectoriloquie aphone, base gauche. — Signes cavitaires dans la moitié inférieure du poumon gauche. — Signes suspects aux deux sommets. — Absence de bacille de Koch. — Etat général non en rapport avec les signes stéthoscopiques qui sont ceux de grosses cavernes.

Joseph S..., âgé de vingt et un ans, entre à l'Hôtel-Dieu, salle Saint-Augustin, n° 43, le 4 septembre 1894.

Son père est mort à quarante-neuf ans de maladie inconnue. Sa mère avait eu des hémoptysies ; elle mourut à cinquante-neuf ans. Un frère en bonne santé.

Lui-même n'a pas eu de maladie antérieure. Il n'est pas syphilitique. Il avoue quelques habitudes alcooliques.

Ayant été en bonne santé jusque-là, au commencement d'août de cette année, il se mit insensiblement à tousser et à cracher. Au début, l'expectoration était muqueuse. En même temps, il avait des insomnies et des sensations pénibles de chaleur, des sueurs abondantes, surtout la nuit. Il n'a jamais eu de point de côté.

Huit jours après ce début insidieux, il fut pris de frissonnements multiples. La toux devint plus fréquente, l'expectoration purulente et très abondante.

Une semaine plus tard, douleurs dans les membres inférieurs.

Il a perdu ses forces, s'est un peu amaigri. Il n'a jamais eu d'hémoptysies.

A son entrée, l'examen de la poitrine donne les résultats suivants : en arrière, matité dans toute la hauteur du poumon gauche ; les vibrations y sont plutôt augmentées ou au moins égales. A la base, souffle bronchique et véritable gargouillement. A la partie moyenne, et près du bord axillaire on entend aussi du souffle et du gargouillement. Au sommet gauche il y a de l'obscurité respiratoire, mais pas de râles.

A droite, on n'entend aucun signe anormal.

En avant, pas de matité sous la clavicule gauche, pas de râle.

Rien à noter au cœur.

L'appétit est conservé. Pas de vomissements. Pas de diarrhée.

Urines non albumineuses.

Température oscille entre 38°2 et 38°7.

8 septembre. — Température hier matin 39°2.

Au sommet gauche on entend des craquements. Au sommet droit, expiration prolongée. Mêmes signes cavitaires à la base gauche.

12 septembre. — Deux préparations ont montré l'absence de bacille de Koch.

Température oscille entre 38 degrés et 38°7.

18 septembre. — Mêmes signes stéthoscopiques à la base gauche. Dans la fosse sus-épineuse gauche, la matité a diminué. On constate qu'en ce point la note donnée par le bruit expiratoire est aussi élevée que celle de l'inspiration. Sous la clavicule gauche, on trouve la même particularité.

Les sueurs nocturnes ont disparu depuis deux jours.

Les crachats sont toujours abondants, surtout le matin, purulents, mais non nummulaires.

Température de 38 degrés à 38°4, a une tendance à baisser.

21 septembre. — Une nouvelle recherche de bacille de Koch reste négative.

Les réactifs ou le mode de préparation ne peuvent être suspectés, car il a été fait en même temps une recherche comparative avec résultat positif chez un tuberculeux avéré.

Au poumon gauche, on trouve de la matité jusqu'en bas; les vibrations sont diminuées. Le souffle semble moins fort et les râles moins nombreux.

22 septembre. — Base gauche, mêmes signes, vibrations diminuées. Sommet gauche en avant, expiration prolongée; de même au sommet gauche en arrière.

Expectoration moins abondante et moins purulente.

25 septembre. — Submatité et diminution des vibrations dans tout le côté gauche. Le souffle persiste intense; il y a du gargouillement, mais ces bruits se déplacent après la toux. Au sommet, râles fins, se modifiant aussi dans les secousses de toux.

L'expectoration a beaucoup diminué; à peine deux ou trois crachats le matin.

28 septembre. — La matité de la base gauche, quoique aussi prononcée à la partie inférieure, monte un peu moins haut. Les vibrations thoraciques sont toujours diminuées. Le souffle amphorique est toujours aussi intense avec foyers mobiles de râles sous-crépitants surtout expiratoires. On n'entend pas de râles au sommet du poumon gauche.

Rien au poumon droit. L'inspiration sous-claviculaire des deux côtés est un peu saccadée, mais cette particularité paraît plutôt due à des contractions saccadées des muscles respiratoires thoraciques; d'ailleurs, on ne constate pas d'autres modifications des signes déjà décrits.

On permet au malade de se lever.

L'état général subjectif est bon. Bon appétit. Il n'a pas craché pendant ces deux jours. Température entre 38 degrés et 38°7.

6 octobre. — Bien que l'état du malade ne soit pas encore très satisfaisant, on ne peut s'opposer à son départ qu'il demande avec insistance.

La température est toujours la même. L'appétit est bon. L'état général s'est amélioré, le malade a engraissé.

Localement, la submatité des deux tiers inférieurs du poumon gauche en arrière persiste ; les vibrations thoraciques restent diminuées dans toute cette étendue ; on y constate de l'égophonie, de la pectoriloquie aphone. Le souffle cavitaire est toujours très net, mais se propage peu du côté de l'aisselle, et ne s'entend pas en avant. Dans cette même région, mais surtout au tiers moyen on entend toujours des râles fins, inspiratoires et expiratoires, ainsi que quelques craquements humides. L'expiration est un peu prolongée sous la clavicule droite.

Les rapports entre la hauteur des sons expiratoire et inspiratoire paraissent normaux.

Expérimentation, 22 septembre. — Le soir, on injecte sous la peau d'un cobaye 1 centimètre cube de crachats dilués dans de l'eau stérilisée.

24 septembre. — L'animal mis en expérience est mort probablement de septicémie ; on ne trouve aucun ganglion, ni aucune lésion.

26 septembre. — Injecté 1 centimètre cube de crachats d lués dans le tissu cellulaire sous-cutané d'un cobaye et 1 centimètre cube dans le péritoine d'un deuxième cobaye.

30 septembre. — Le cobaye auquel on avait injecté des crachats dilués dans le tissu cellulaire sous-cutané est mort, probablement aussi de septicémie. La mort a été trop rapide pour admettre la tuberculose ; d'ailleurs, pas de ganglions, pas trace de tubercule.

15 octobre. — Le dernier cobaye en expérience, celui auquel on avait injecté, le 26 septembre, 1 centimètre cube de crachats dilués dans le péritoine, se porte très bien ; il a bon appétit et paraît plutôt avoir engraissé. On ne sent aucun ganglion. Après l'avoir sacrifié on constate que la séreuse péritonéale est absolument saine, lisse, rosée ; il n'y a rien aux poumons ; le foie, la rate, les reins ne présentent rien d'anormal.

Sans hémoptysies, sans amaigrissement bien marqué,

avec un état général pas trop mauvais, notre malade présente, un mois après le début de son affection, de vrais signes cavitaires. Les deux sommets, à certains moments, présentent des signes de congestion qui commandent la plus grande circonspection dans le diagnostic et le pronostic à poser. Mais tous ces signes, avec quelques modifications tendant à faire croire à une pleurésie, persistent, tandis que le malade engraisse et prend de l'appétit. D'autre part, de nombreuses recherches bactériologiques faites sur les crachats purulents, expectorés par ce malade présentant les signes de cavernes, ne donnent que des résultats négatifs relativement au bacille de Koch. Des inoculations faites, deux ne sont pas concluantes, les animaux inoculés dans le tissu cellulaire sous-cutané étant morts deux et quatre jours après la mise en expérience, c'est-à-dire, ayant succombé à la septicémie, avant que les manifestations tuberculeuses, s'il devait y en avoir, aient pu se produire. Un troisième animal est sacrifié bien portant après avoir absorbé vingt jours auparavant, par la surface péritonéale, une certaine quantité de crachats ; il ne présentait aucune lésion.

Malgré les signes cavitaires, la localisation aux deux sommets de symptômes congestifs, malgré l'expectoration pendant longtemps abondante et purulente, malgré les sueurs nocturnes, nous voyons donc, en étudiant certains détails de la marche de la maladie, en tenant compte des résultats constamment négatifs des recherches bactériologiques et des inoculations, qu'on ne peut soutenir le diagnostic de tuberculose aiguë qui paraissait s'imposer au début.

Observation IX

(Due à l'obligeance de M. Leclerc, médecin des hôpitaux.)

Nous reproduisons textuellement la note qu'il a bien voulu nous communiquer.

Broncho-pneumonie grippale d'une durée de plus de trois mois avec crachats parulents nummulaires, sueurs abondantes, prise pour une tuberculose subaiguë à forme broncho-pneumonique.

Mlle B..., vingt-deux ans, indemne de tout antécédent tuberculeux. Chlorose assez forte il y a quelques années, actuellement presque nulle. Dysménorrhée.

Tombe malade le 2 avril 1893. A cette époque, la grippe sévit fortement à Lyon et dans la famille de Mlle B... Bien qu'elle ressente des frissons, elle sort le 2 avril et même les jours suivants Elle se plaint cependant d'une toux fréquente, d'un affaiblissement général avec courbature.

Je la vois seulement le 18 avril et je constate : souffle à la partie moyenne et postérieure du poumon droit avec râles sous-crépitants en bouffée, sueurs abondantes, fièvre (la température n'a pu être Prise régulièrement). La malade, quoique bien affaiblie, ne s'alite définitivement qu'à dater de ce jour et cela sur mes conseils.

3 mai. — Persistance et même diffusion des signes stéthoscopiques constatés à droite. On entend même des râles à grosses bulles et à timbre métallique. Broncho–égophonie et submatité, Respiration normale tout à fait au sommet, en avant comme en arrière.

Point de côté sous le sein gauche; quelques râles de ce côté vers la partie inférieure de la ligne axillaire.

Crachats purulents nummulaires abondants.

9 mai. — Le point de côté sous le sein gauche persiste ; il est

assez fort pour nécessiter une injection hypodermique de morphine. De ce côté, gros râles sous-crépitants latéralement et à la partie inférieure, avec respiration soufflante.

Mêmes signes à droite.

La persistance des symptômes locaux (cinq semaines), leur bilatéralité, les sueurs, la rougeur des pommettes, l'amaigrissement, les crachats me font craindre une phtisie galopante. Cependant les crachats examinés avec soin et compétence par mon ami Regaud ne renferment pas de bacille de Koch.

17 mai. — Mêmes signes à droite en arrière. Mais du même côté, j'entends en plus aujourd'hui des râles sous-crépitants dans la ligne axillaire et même plus en avant, près de la clavicule. A gauche, diminution du point de côté et des râles.

Toujours beaucoup de sueurs.

Deux nouveaux examens bactériologiques des crachats sont pratiqués séparément par mes amis Regaud et Loison qui, à mon grand étonnement, me signalent toujours l'absence du bacille de la tuberculose.

15 juin. — Les crachats sont moins abondants. Les signes locaux sont plus circonscrits en arrière. Il n'y a pas de râles au sommet. L'amaigrissement, qui n'est d'ailleurs pas très prononcé, semble s'arrêter. Retour de l'appétit.

Je fais transporter la malade à la campagne.

22 juin. — État général meilleur. Signes locaux moindres.

6 juillet. — Disparition du souffle. Les râles beaucoup plus rares n'éclatent que dans la toux qui est retentissante. Respiration plus obscure à droite. La toux quoique moins fréquente, persiste.

26 juillet. — Plus rien d'anormal à l'auscultation. État général comme avant la maladie.

La malade, revue pendant l'hiver 1893-1894, à l'occasion d'un rhume, et encore depuis cette époque, a été examinée avec soin et n'a jamais rien présenté d'anormal à l'auscultation.

« En résumé, ajoute M. Leclerc, si l'on veut bien se reporter au texte de cette observation, on verra que plusieurs motifs, spécialement la longue durée du processus broncho-pneumonique (plus de trois mois, et cela chez une adulte) militaient en faveur de la tuberculose et pouvaient bien donner le change. Il est juste d'ajouter que toujours les examens bactériologiques ont été négatifs à l'égard du bacille attribué à la tuberculose. »

OBSERVATION X

(Extrait du *Lyon médical* du 14 octobre 1894 : Deux cas de grippe à forme pseudo-phymique : par MM. Chatin et Collet. Clinique médicale de M. le professeur Bondet.)

Grippe à début brusque. — Bronchite généralisée avec congestions des sommets prédominant à droite. — Signes et marche d'une tuberculose aiguë. — Crachats purulents et nummulaires ; absence du bacille de Koch. — Autopsie : Absence de lésions tuberculeuses.

R... (Adrien), né à Rampenat (Haute-Vienne), âgé de vingt ans, exerçant la profession de maçon, entré à l'Hôtel-Dieu le 20 avril 1894.

Antécédents héréditaires. — Le père et la mère du malade sont bien portants ; il a trois frères ou sœurs également en bonne santé et n'en a point perdu. On ne trouve aucun antécédent tuberculeux dans sa famille.

Antécédents personnels. — Le malade jusqu'à cette année a toujours joui d'une excellente santé : c'est un robuste garçon très bien développé et fortement musclé pour son âge. Il ne présente aucun stigmate de rachitisme ou de scrofule ; il n'a jamais eu de bronchite ni d'hémoptysie.

L'affection actuelle a débuté il y a vingt jours seulement brusquement en pleine santé, sans aucun prodrome. Le malade est très affirmatif à ce sujet. C'est au moment où il se mettait à table qu'il fut pris d'un malaise subit caractérisé par une céphalée violente, des vertiges, quelques frissons et une anorexie complète. Il n'a pas eu d'épistaxis, pas de vomissements, pas de diarrhée. Depuis cette époque, le malade tousse et crache d'une façon abondante. Il n'a pas eu de point de côté ; ses crachats n'ont jamais été souillés ou teintés de sang, mais dès les premiers jours semblables à ceux de maintenant, c'est-à-dire franchement purulents.

Au moment de son entrée, le malade ne présente pas l'aspect d'un tuberculeux chronique, mais rappelle au contraire fort bien certains cas de tuberculose suraiguë. En effet, le malade est assis sur son lit, le corps baigné de sueurs, en proie à une dyspnée très marquée. La respiration est courte, rapide, superficielle, sans que le malade souffre beaucoup de cet état ; le visage est pâle, les lèvres et les extrémités des doigts sont légèrement cyaniques. Les crachats sont très abondants, franchement purulents, nummulaires ; la toux est fréquente. La température est de 39°5 le soir de l'entrée ; le pouls est régulier, de tension normale, non dicrote et bat 100 par minute.

Si l'on ausculte alors les poumons, on trouve les signes suivants : La percussion révèle un peu de submatité aux deux bases, mais sans autres signes d'induration pulmonaire ou d'épanchement. Aux deux sommets, la percussion ne présente rien de particulier, pas plus en avant qu'en arrière. L'auscultation révèle du haut en bas des deux poumons, et ceci sur la face antérieure comme sur la face postérieure du thorax, des râles ronflants et sibilants, et des râles sous-crépitants éclatant par bouffées inspiratoires. La réunion de ces bruits anormaux répond bien à ce que certains cliniciens décrivent en séméiologie sous les noms de *bruit de tempête*, ou encore de *bruit de friture*.

Cependant les râles humides ont deux foyers, où ils paraissent plus confluents et plus fixes, ce sont les régions des sommets et particulièrement du sommet droit. Mais même à droite, on ne perçoit pas de signes d'induration. Il n'y a pas de souffle, pas de retentissement de la toux, pas de pectoriloquie aphone. Il semble que d'après les signes d'auscultation, le diagnostic de la lésion doive être : bronchite généralisée avec congestion des sommets prédominant à droite.

L'auscultation du cœur ne révèle rien d'anormal : les bruits sont un peu sourds, mais il n'existe ni souffle, ni galop, ni frottement. Les battements sont réguliers. La pointe n'est pas déplacée.

L'examen de l'abdomen ne révèle rien de particulier. Il n'y a pas de dilatation de l'estomac. Le foie n'est ni gros, ni douloureux ni abaissé. Pas d'empâtement, ni de gargouillement dans la fosse iliaque. La rate est un peu grosse. Pas de taches rosées. Le malade n'a pas de diarrhée et, sauf un peu d'état saburral de la langue et d'anorexie, ne présente rien de particulier du côté du tube digestif.

Le malade ne manifeste non plus aucun trouble important du côté du système nerveux. La céphalalgie n'a pas persisté. Le malade n'a pas de points névralgiques douloureux à la pression au niveau des trous sus et sous-orbitaires. Il n'a pas eu de délire ni aucun phénomène de paralysie des différents nerfs crâniens. Pas de troubles de la vue ni de l'ouïe. Le malade présente seulement une asthénie profonde qui a fait suite à la courbature musculaire des premiers jours de la maladie.

Les urines renferment de l'albumine.

15 avril. — Depuis son entrée, le malade a été ausculté tous les jours avec le plus grand soin. Les signes d'auscultation n'ont que peu changé. Cependant au sommet droit les râles humides sont de plus en plus abondants et confluents. Il existe une respiration soufflante, un peu de retentissement de la toux et de la voix.

De plus les symptômes généraux deviennent des plus alarmants : la dyspnée a augmenté dans de très fortes proportions et la cyanose devient de plus en plus manifeste. Le malade présente tous les signes d'une tuberculose aiguë. Les crachats sont toujours abondants, franchement purulents et nummulaires. L'examen bactériologique pratiqué à deux reprises différentes n'a pas révélé le bacille de Koch. Le tracé de la température présente depuis le début de grandes oscillations de type inverse.

Des applications répétées de ventouses sèches et des inhalations abondantes d'oxygène employées contre la dyspnée sans cesse croissante restent à peu près sans résultat.

21 avril. — Le malade meurt par asphyxie progressive sans avoir présenté de nouveaux signes d'auscultation ou de nouveaux phénomènes généraux intéressants à noter.

Autopsie. — L'autopsie a été pratiquée trente-six heures après la mort.

A l'ouverture du thorax, on constate que les plèvres ne contiennent pas de liquide et ne présentent aucune adhérence ; les sommets notamment sont absolument libres et se laissent facilement détacher. Les deux poumons sont augmentés de volume ; ils présentent une teinte rouge sombre uniforme et la base est sillonnée par des dépressions correspondant à l'empreinte des côtes. A la coupe on constate que du haut en bas des deux poumons il existe un œdème énorme ; la pression du couteau fait sourdre un liquide spumeux abondant. En certains points le tissu cependant paraît plus sec, plus rouge, et semble sinon hépatisé, tout au moins en état d'engouement ou de splénisation. Ces lésions, très certainement congestives, sont manifestement plus marquées au sommet qu'en tout autre point. Cependant il n'y a pas, on peut l'affirmer, de foyer de pneumonie véritable, car le tissu pulmonaire, malgré la grande densité apparente, flotte encore bien à la surface de l'eau. Un examen des plus attentifs ne révèle en aucun point des sommets des traces de tuberculose ancienne, telles que cicatrices fibreuses, nodules fibreux ou crétacés, adhérences pleurales.

A l'œil nu il est également impossible de découvrir rien qui ressemble à des foyers de bronchopneumonie, ou de pneumonie caséeuse, ou à des granulations grises récentes.

L'examen attentif des séreuses, plèvres et péritoine ne révèle pas la moindre granulation. Les ganglions trachéaux et bronchiques sont sains et ne présentent aucun foyer caséeux ancien ou récent. Enfin nulle part le tissu pulmonaire n'est creusé de cavités rappelant les ulcérations précoces d'une tuberculose à forme suraiguë. Les crachats purulents ne peuvent s'expliquer que par un catarrhe purulent bronchique d'une extrême intensité ; la pression du couteau sur la coupe pulmonaire fait d'ailleurs sourdre des bronches de gros et de moyen calibre des gouttes de pus. Les signes de gargouillement constatés aux sommets s'expliquent d'ailleurs très bien par l'existence de la congestion formant aux bulles liquides un milieu dense capable de leur communiquer ce timbre particulier rappelant les signes cavitaires.

Le cœur est de volume et de dimension normaux, sans hypertrophie ni dilatation. Les valvules auriculo-ventriculaires sont absolument saines et satisfont très bien à l'épreuve de l'eau, quand on a débarrassé les cavités cardiaques des caillots fibrineux très adhérents et très durs qui les encombraient.

Ce caillots préagoniques, dus sans doute à la stase pulmonaire, devaient contribuer à la production de la cyanose si marquée des derniers jours de la maladie. Les valvules sigmoïdes sont normales. On ne trouve en aucun point des végétations pouvant se rapporter à une endocardite récente. Les artères sont saines, nullement athéromateuses.

La rate est grosse, tendue, manifestement hypertrophiée.

Les reins sont un peu congestionnés, mais présentent dans l'ensemble un aspect plutôt pâle rappelant celui du gros rein blanc.

Le foie est un peu gras et présente un certain degré de congestion qui lui donne un peu l'aspect du foie muscade, congestion due sans doute à la stase veineuse des derniers jours.

« En résumé, concluent MM. Chatin et Collet, début brusque en pleine santé d'une affection thoracique aiguë qui, en quelques jours, se traduit par des signes stéthoscopiques rappelant une fonte purulente des deux sommets, avec infiltration des deux poumons. Expectoration purulente dès les premiers jours, crachats nummulaires. L'examen bactériologique de ceux-ci pratiqué deux fois n'a pas révélé de bacille de Koch. Température élevée avec de grandes oscillations et type inverse. Grosse rate. Etat général grave. Dyspnée continue. Cyanose progressive et mort par asphyxie.

« L'autopsie révèle de l'œdème pulmonaire généralisé et de la congestion des deux sommets, mais pas de tuberculose. »

Observation XI

(Extrait du *Lyon Médical* du 14 octobre 1894 : Deux cas de grippe pseudo-phymique, par MM. Chatin et Collet. Clinique médicale de M. le professeur Bondet.)

Aucun antécédent tuberculeux. — Début d'abord insidieux par une toux sans caractère ; puis, quinze jours après, début brusque avec point de côté, frissons, fièvre. — Signes d'induration massive des deux sommets et de fonte pulmonaire au début; signes de congestion aux deux bases. — Crachats abondants, purulents nummulaires ; pas de bacille de Koch. — Signes cavitaires avec état général excellent. — Le malade sort malgré la persistance des signes cavitaires.

R..., Thomas, né à Deyzac (Dordogne), âgé de vingt-sept ans, exerçant la profession de maçon, entré à l'Hôtel-Dieu le 27 mars 1894, sorti le 11 mai 1894.

Le malade ne présente rien de particulier dans ses antécédents héréditaires ou personnels. Aucun de ses parents n'est mort d'affection pouvant rappeler la tuberculose. Lui-même est indemne de toute maladie antérieure pouvant faire suspecter cette affection. Il n'est porteur d'aucune trace de scrofule.

L'affection actuelle a débuté il y a quinze jours, sans fracas, à la façon d'un rhume ordinaire. Le malade croit avoir pris froid, étant en sueur. Quelques jours après, il se mit à tousser, mais ne s'en préoccupa pas outre mesure, et continua son travail.

Ce n'est que depuis deux jours qu'il a dû suspendre toute occupation et se mettre au lit à la suite d'un point de côté violent dans le flanc gauche accompagné de frissons et de fièvre. Le malade n'a eu à aucun moment depuis le début d'expectoration sanglante ou seulement rouillée.

Au moment de l'entrée le malade souffre encore de son point de côté, mais pas d'une façon bien vive. La dyspnée est modérée et l'état général excellent. Le malade n'a pas de fièvre ; la température est de 37°δ.

L'examen du thorax révèle en arrière une submatité complète de la base droite. A ce niveau les vibrations sont abolies, mais sont conservées et plutôt même exagérées dans les deux tiers supérieurs, et il existe du souffle, du retentissement de la toux et de la voix, de la pectoriloquie aphone, et des râles sous crépitants fins, très nombreux, confluents, éclatant par bouffées à chaque inspiration.

Bref, il semble que du côté droit on ait affaire à une induration massive de tout le poumon avec un commencement de fonte pulmonaire telle qu'on en observe dans certains cas de tuberculose à marche rapide. A la base, il existe de la congestion simple ou peut-être un peu d'épanchement.

A gauche, les signes, sauf ceux de la base, sont presque identiques. Il existe un souffle tubaire intense franchement expiratoire qui s'entend jusque dans la région moyenne. Les vibrations sont exagérées dans toute cette région ; enfin, outre le souffle, l'oreille perçoit un retentissement de la toux et de la voix, de la pectoriloquie aphone et des râles sous-crépitants fins, nombreux et confluents.

En résumé, là aussi, signe d'induration du sommet et ramollissement au début.

En avant, des deux côtés, quelques râles de bronchite sans aucun signe marqué d'induration.

La toux est assez fréquente et l'expectoration très abondante ne rappelle en rien celle de la pneumonie. Les crachats sont absolument purulents et présentent l'aspect nummulaire classique des crachats tuberculeux. L'examen bactériologique n'y révèle pas de bacille de Koch.

La pointe du cœur bat sous le mamelon droit ; on ne sent aucun battement à gauche. Le malade n'a pas eu de pleurésie autrefois. ni aucune affection thoracique. Les battements sont réguliers, pas de souffle.

Le foie est situé à droite et ne présente rien d'anormal.

Pouls, 80° par minute, normal, régulier.

Les urines contiennent de l'albumine.

30 mars. — A droite, la matité et le silence respiratoire persistent encore à la base. Dans toute la moitié supérieure du poumon l'oreille perçoit un souffle tubaire intense, inspiratoire et expiratoire, et des râles humides beaucoup plus gros que le premier jour, rappelant par leur caractère un véritable gargouillement.

A gauche, on n'entend pas de râles, mais un souffle double inspiratoire et expiratoire qui s'entend depuis la région moyenne jusqu'au sommet. Pas de bacilles de Koch dans les crachats qui sont toujours aussi abondants et franchement purulents.

6 avril. — L'expectoration purulente est devenue moins abondante et les crachats présentent une assez grande quantité de mucus mêlée au pus ; ils sont beaucoup plus aérés que les premiers jours. Les signes d'auscultation du début ont fait place à des signes franchement cavitaires.

La moitié supérieure des deux poumons en arrière présente à l'auscultation un double souffle inspiratoire et expiratoire, de timbre franchement caverneux, accompagné de gros râles humides éclatant dans l'inspiration aussi bien que dans l'expiration et présentant le timbre spécial propre aux gargouillements cavitaires. Aux deux bases on n'entend que des râles humides sous-crépitants inspiratoires. L'état général, malgré les signes cavitaires, se maintient excellent : le malade n'a pas de fièvre, l'appétit est conservé, le malade n'a pas maigri, ni perdu ses forces et déclare volontiers qu'il ne se sent nullement malade.

23 avril. — Le malade est ausculté avec soin tous les jours : les signes cavitaires persistent avec les mêmes caractères et la même intensité formant le contraste le plus frappant avec l'état général qui reste excellent.

Le malade demande avec insistance depuis plusieurs jours à quitter l'hôpital. Les crachats sont d'ailleurs toujours aussi abondants et franchement purulents ; mais la recherche des bacilles de Koch, pratiquée une troisième fois reste négative.

« En résumé, disent MM. Chatin et Collet, il s'agit d'un jeune homme qui, n'ayant aucune tare tuberculeuse dans ses antécédents hériditaires et personnels, a présenté, quelques jours après le début d'une affection thoracique aiguë, des signes stéthoscopiques suivants simulant à s'y méprendre des lésions cavitaires : diminution considérable de la sonorité, exagération des vibrations vocales, souffle caverneux et gargouillement. Si l'on ajoute, que ces signes avaient leur maximum d'intensité dans la région des sommets et s'accompagnaient de râles sous-crépitants dans les deux tiers inférieurs, on conviendra que le diagnostic de fonte purulente du poumon dû à une tuberculose à marche rapide devait presque s'imposer. Mais l'absence de dyspnée, l'absence de fièvre et l'examen des crachats purulents, négatif à trois reprises différentes, au point de vue des bacilles de Koch, devait faire écarter cette hypothèse.

« Des deux observations qui précèdent, une seule a reçu le contrôle de l'autopsie, mais nous croyons que le malade qui fait l'objet de la seconde a quitté l'hôpital dans un état qui ne permet aucun doute sur l'absence de tuberculose. En effet, son état général était tout à fait satisfaisant, il n'avait pas de fièvre, l'appétit était revenu, les malade avait même engraissé. Il est impossible d'admettre qu'une tuberculose à marche aussi rapide et accompagnée de signes cavitaires intenses, d'expectoration nummulaire, se fût comporté de la sorte. De plus, l'examen bactériologique des crachats absolument purulents, examen négatif à trois reprises différentes, renverse complètement cette hypothèse.

« Nous avons donc bien affaire à deux cas de grippe dont la symptomatologie simulait à s'y méprendre celle d'une tuberculose à marche rapide. »

OBSERVATION XII

(Extrait et résumé de la thèse de M. Lestra, Lyon, 1894.)
(Clinique médicale de M. le professeur Bondet.)

Grippe avec accidents méningés secondaires — Signes pulmonaires aux deux sommets. — Hallucinations de la vue et de l'ouïe. — Guérison.

B... (Jean-Pierre), trente-deux ans, entre à l'Hôtel-Dieu le 14 février 1894, salle Saint-Augustin, n° 2. Aucun antécédent héréditaire, alcoolisme de dix-sept à vingt-cinq ans. Il y a un an, fièvres intermittentes, traitées par la quinine.

Il y a un mois le malade eut des frissons, de la céphalée, de la courbature généralisée, de la fièvre et se mit à tousser; au bout de huit à dix jours l'état général s'améliora, mais la toux fréquente avec expectoration purulente persista; le malade ne put pas reprendre son travail, l'anorexie était absolue.

Depuis cette époque le malade a perdu 15 kilogrammes en un mois, céphalée continue.

A son entrée, on constate un amaigrissement extrême, de l'agitation, le malade se plaint de la tête et du front. Température, 38°1, 38°4.

A l'examen du thorax on note de la submatité en arrière dans les deux fosses sus-épineuses avec de l'exagération des vibrations et de l'expiration soufflante; en avant sous la clavicule droite le souffle est presque tubaire. Pas de râles. Rien au cœur.

Les crachats examinés ne contiennent pas de bacille de Koch.

Langue sèche, constipation. Rate hypertrophiée, pas d'albumine dans les urines.

Du 20 février au 2 mars, le malade présente des phénomènes nerveux graves. Sombre et taciturne d'abord, il est ensuite en proie à un délire violent, accompagné d'hallucinations de la vue et de l'ouïe, se croyant l'objet de persécution de ceux qui l'entourent. Raideur de la nuque. Mydriase, diplopie.

Dès le 2 mars, les signes pulmonaires sont amendés, l'expectoration a diminué. Température 38°2 à 39°4. Pouls 98, assez régulier. L'insomnie persiste ainsi que la céphalée.

15 mars. — Le malade est guéri, n'a plus aucune idée délirante, demande son départ pour Longchêne.

Encore là des signes pulmonaires pouvant faire croire de par leur localisation aux sommets à de la tuberculose, et cela d'autant plus que le malade avoue avoir considérablement maigri ; mais dans l'expectoration purulente, on constate l'absence du bacille de Koch. Le début a été celui de la grippe, la rate a été hypertrophiée. Cependant, si l'on tient compte que les phénomènes d'invasion de la grippe sont ceux de toutes les maladies infectieuses, et qu'on les observe dans les premiers stades de la phtisie pulmonaire aiguë ; que, de plus, dans le cas particulier, la marche ultérieure de la maladie a affecté une forme méningitique, on admettra que cette affection ait été considérée comme suspecte. Mais la disparition rapide de tous les symptômes tant méningés que pulmonaires nous a fait revenir du diagnostic qui semblait être : méningite tuberculeuse avec poussée aiguë d'une localisation aux deux sommets.

OBSERVATION XIII

(Extrait de la thèse de M. Jarron, d'Alger.)
(Salle Trousseau, service de M. le professeur Gros.)

*Grippe avec congestion des deux sommets. — Diplo-bacilles
dans les crachats. — Guérison.*

B... (Désiré), forgeron, âgé de quarante-deux ans, entre à
l'hôpital le 28 décembre 1893, il est sujet aux bronchites; sa
maladie actuelle a débuté le 31 décembre par de la courbature, de
la céphalalgie; perte de l'appétit, de la fièvre, quelques frissons et
une toux légère. Le 29, à la visite, le malade a une dyspnée
intense, le pouls est rapide, 97 pulsations, la face est congestion-
née, brûlante; on trouve de la matité aux deux sommets en arrière
avec expiration soufflante et râles à l'inspiration, submatité en
avant avec quelques râles sous-crépitants. La rate est normale, le
foie déborde les fausses côtes et il est un peu douloureux à la pression. La langue est porcelainique.

Le 30, la température est de 37°5, la céphalalgie a disparu,
l'appétit et les forces reviennent, le pouls est meilleur, 80 pulsations; les jours suivants le mieux continue, et il sort le 1er janvier
pour les fêtes.

Bactériologie : les ensemencements d'urines faits le 29, jour
de la chute de la température, ont été négatifs. Les crachats
examinés le même jour contenaient le diplo bacille et quelques
staphylocoques.

OBSERVATION XIV

(Extrait de la thèse de M. Jarron, d'Alger.)
(Salle Trousseau, service de M le professeur Gros.)

*Grippe à forme typhoïde et granulique. — Bronchite géné-
ralisée. — Congestion des deux sommets. — Diplo-
bacille dans les crachats. — Guérison.*

A... (Jean), quarante-deux ans, mécanicien, entre à la salle

Trousseau le 12 février 1894 ; ses antécédents sont excellents. Actuellement malade depuis huit jours, à la suite d'un refroidissement, a eu de la fièvre et une grande faiblesse qui l'a rendu incapable de tout travail. Le 13 février, sa température est de 39°,2 ; le malade n'a pas d'appétit, il est courbaturé, constipé et on observe quelques taches rosées lenticulaires à la poitrine et à l'abdomen ; langue rôtie, fuligineuse, pas de gargouillement ni de douleurs dans la fosse iliaque droite, pas de céphalalgie.

Aux deux sommets en arrière on trouve de la matité avec quelques râles crépitants, expiration rude et prolongée ; dans tout le reste de la poitrine, des râles sibibants et ronflants.

Herpès aux lèvres, aux gencives et dans le pharynx. Pouls régulier 80, respiration 28.

Les jours suivants, l'état du malade reste stationnaire.

Le 16, il commence à expectorer et nous trouvons le diplobacille dans les crachats.

Le 21, la température oscille toujours entre 38 et 39 degrés ; on trouve des râles sibilants et sous-crépitants dans toute la poitrine. A partir du 23, la température ne s'élève plus au-dessus de 38 degrés, l'état général est meilleur, les signes stéthoscopiques s'amendent.

Le 26, la température est revenue à la normale ; la langue est porcelainique, il sort le 7 mars complètement guéri.

Voilà une grippe à forme mixte typhoïde et granulique et où l'évolution, les recherches microbiologiques, ainsi que la langue porcelainique au moment de la convalescence, à laquelle M. Jarron attache une grande importance, sont venues confirmer le diagnostic.

OBSERVATION XV

(Extrait de la thèse de M. Jarron.)
(Salle Trousseau, service de M. le professeur Gros.)

Grippe à début brusque, violent. — Signes de ramollisse-
ment du sommet gauche. — Bronchite à droite. —
Matité et absence de vibrations sous l'aisselle gauche.
— Broncho-pneumonie à la base droite. — Sueurs
abondantes. — Pas de bacilles de Koch dans les cra-
chats. — Guérison.

F... (Jean), journalier, trente ans, entre à la salle Trousseau le
3 février 1894. Depuis cinq jours il a un point de côté à gauche
sous le mamelon, il est courbaturé, a une toux sèche, quinteuse,
de la fièvre, des sueurs nocturnes abondantes et de la diarrhée,
on note une dyspnée intense, de l'adynamie. On trouve de la
matité au sommet gauche en arrière avec des râles sous-crépitants, simulant des gargouillements, bronchophonie et pectoriloquie aphone, vibrations exagérées à droite au niveau de la
pointe de l'omoplate avec bronchophonie et pectoriloquie aphone.

En avant, respiration supplémentaire à gauche et râles sibilants à droite. Absence complète de vibrations et matité sous
l'aisselle gauche, foie et rate hypertrophiés ; urine rougeâtre con-
tenant un peu d'albumine. Expectoration insignifiante, langue
saburrale. On fait une ponction exploratrice dans le huitième
espace intercostal gauche sous l'aisselle et on ramène du sang
pur. Il est probable qu'on a pénétré dans la rate, qui est très
hypertrophiée ; la température qui était de 39°,4 à son entrée, est
ce matin de 39°,9.

Le 5, la température est de 38°,5 à 7 heures du matin, elle
tombe à 36°,3 à 10 heures. Les signes stéthoscopiques ont presque
disparu, on trouve seulement au sommet gauche en arrière quelques râles sous-crépitants et un peu de pectoriloquie aphone. Les
sueurs sont toujours abondantes.

Le 6 et le 7, le malade semble convalescent.

Le 8, la température est remontée à 38°,2, la langue est porcelainique ; les jours suivants, la température oscille autour de 38 degrés.

Le 11, on trouve un point de broncho-pneumonie à la base droite.

Le 12, la température atteint 40°,2 et 41 degrés le 13 ; la dyspnée est très intense, le malade a déliré toute la nuit du 12 au 13, on trouve du souffle et des râles sous-crépitants au sommet droit en avant et en arrière.

Le 14, la température descend à 39 degrés, la dyspnée est moins forte.

Le 15, la température tombe à 37°,4, l'état général est meilleur, le malade entre en convalescence et sort guéri le 6 mars conservant quelques râles au sommet droit.

Les crachats examinés le 5, le 8 et le 11 ne renferment que le streptocoque pyogène.

Le 14, on trouve quelques diplo-bacilles associés aux streptocoques.

OBSERVATION XVI

(Extrait de la thèse de M. Jarron.)
(Salle Trousseau, service de M. le professeur Gros).

Grippe à début brusque et violent. — Signes de ramollissement du sommet droit de bronchite et congestion du reste du poumon droit. — Courbe thermique de la grippe avec collapsus. — Amélioration. — Imprudence à la suite de laquelle œdème aigu des deux poumons — Jamais de bacille de Koch, mais diplobacille et streptocoque. — Mort. — Pas d'autopsie.

G... Raymond, quarante-cinq ans, entré à la salle Trousseau, le 4 mars 1894, où il occupe le lit n° 34.

Comme antécédents, il a eu les fièvres du pays il y a trois ans ;

sa maladie actuelle a débuté il y a six jours par quelques frissons, un point de côté, des douleurs dans les membres, une céphalalgie intense, une soif ardente, de la fièvre et de l'anorexie. La langue est rôtie, fuligineuse ; la température, qui était la veille à 39°5 à son entrée, est descendue à 39 degrés, le 5 au matin. La toux est modérée, les crachats sont purée de pois.

On trouve de la matité au sommet droit en arrière avec de gros râles muqueux simulant des gargouillements ; submatité, râles sibilants et muqueux dans tout le reste du poumon droit ; les vibrations sont aussi légèrement exagérées.

Les battements du cœur sont faibles ; à la pointe le premier temps est dédoublé.

On pose d'abord le diagnostic de *granulie aiguë*, mais à l'examen des crachats on ne trouve pas de bacille de Koch ; par contre, le diplo-bacille et le streptocoque s'y rencontrent en grande quantité ; on pense alors à la grippe et l'allure de la courbe le lendemain vérifie en quelque sorte le diagnostic. En effet, la température qui était de 38°4 le 5 au soir, est descendue à 36°6, le 6 à 7 heures du matin, pour se relever brusquement à 38°9 à 11 heures.

C'est bien le collapsus qui a été signalé dans les cas de grippe grave.

Le 7, le malade se sent un peu mieux, la température ne descend pas au-dessous de 39 degrés, le pouls est à 80.

Le 8, la température est de 36°8 le matin et de 36°6 le soir. Le malade semble être entré en convalescence, mais, dans la nuit suivante il se lève et va dans la cour boire de l'eau à la fontaine, et le 9, la température remonte à 38°8 le matin et 40°2 le soir. Le malade est plongé dans une adynamie profonde. La langue est rôtie, vernissée, la respiration est stertoreuse ; on note de la contracture de la nuque et des bras, de l'incontinence d'urine et des matières fécales.

Le malade a du délire, de la carphologie ; le pouls est rapide, 120 pulsations. On trouve des râles sous-crépitants dans toute la poitrine. Cet état dure jusqu'à la mort, qui arrive le 12 mars à 4 heures du soir. Nous regrettons de n'avoir pu faire l'autopsie.

Bactériologie. — Le sang est ensemencé dans le bouillon le 5 mars ; le 8, le bouillon est trouble avec un léger dépôt rougeâtre et contient le diplo-bacille et des cellules ovales ayant souvent un bourgeon à leurs extrémités. Le 6, au moment du collapsus, les urines ont été ensemencées sans résultats. Ensemencées de nouveau le 8, au moment de la défervescence, elles ont donné sur gélatine des colonies de diplo-bacilles.

Il suffit de parcourir le résumé qui précéde cette observotion pour se rendre compte de la possibilité qu'il y avait de confondre la grippe avec la granulie, diagnostic qui paraissait s'imposer, tant au début que plus tard, lorsque la maladie s'aggrava brusquement à la suite d'une imprudence.

OBSERVATION XVII

(Extrait et résumé de la thèse de M. Mizon, Lille, 1894.
Service de la Charité.)

Grippe. — *Pneumonie grippale à la base droite.* — *Congestion des sommets.* — *Dilatation bronchique à la base droite produisant des signes caverneux.* — *Le malade sort considérablement amélioré.*

Gustave V..., vingt-six ans, garçon brasseur. Entré à l'hôpital de la Charité le 1er avril 1892. Sorti le 20 avril.

Rien de suspect dans ses antécédents héréditaires et personnels. Ni bronchites répétées, ni hémoptysie.

Le début de son affection remonte au 23 mars ; ce jour-là, étant à son travail, il fut pris presque brusquement de violentes douleurs dans les reins et le long de la colonne vertébrale, de courbature, de malaise général, et d'une sensation de brisement dans tous les membres. Il dut rentrer chez lui pour se coucher et resta au repos pendant trois jours.

Le 27 mars, se croyant guéri, il retourna travailler, mais il ressentait toujours une fatigue générale; avait de l'anorexie et de l'insomnie. Le 29 mars, les malaises primitifs apparurent de nouveau aussi violemment que la première fois, et s'accompagnèrent de frissons répétés et d'un violent point de côté au niveau du mamelon droit. De la toux survint alors en même temps qu'une forte fièvre et des sueurs abondantes. Cet état s'aggravant il entra à l'hôpital.

A son entrée on constate : la respiration est gênée, 21 inspirations à la minute, le pouls un peu rapide à 90 ; la fièvre est tombée en grande partie, la température le soir de l'entrée était de 38°2 ; le lendemain matin de 37°8; le point de côté persiste, mais diminue ; toute la nuit les sueurs ont été abondantes.

L'examen du poumon révèle les signes suivants : A la percussion, une légère submatité dans la fosse sous-claviculaire droite en avant, et une submatité plus forte dans toute la base du poumon droit en arrière ; la sonorité est normale dans tout le reste du poumon. — Les vibrations thoraciques sont augmentées à la base droite. — A l'auscultation, dans la fosse sous-claviculaire droite, on entend une respiration de compensation un peu forte et rude, mais sans râle. — A la base droite on entend entre la pointe de l'omoplate et la colonne vertébrale un souffle bronchique peu marqué à l'inspiration, très net à l'expiration ; au-dessous du point où ce souffle a son maximum, la respiration conserve un caractère soufflant à l'expiration, et là il existe en outre des râles muqueux à grosses bulles disséminés dans la partie de la base qui avoisine la colonne vertébrale. Au niveau du souffle, la voix a un timbre bronchique presque amphorique et l'on y trouve de la pectoriloquie aphone ; plus bas il y a seulement de la bronchophonie, pas de pectoriloquie aphone.

Les crachats sont abondants, muco-purulents.

L'état général est assez bon, mais le malade se plaint de malaise et de faiblesse, l'appétit est presque nul, il n'y a pas de diarrhée, l'urine ne contient pas d'albumine.

Un examen des crachats montre qu'il n'y a ni bacille de Koch, ni pneumocoque.

Le 3 avril, le malade a eu un peu d'épistaxis qui paraît coïncider avec une petite poussée congestive à gauche vers la région du sommet ; cette poussée caractérisée par de la rudesse respiratoire et quelques râles sous-crépitants, disparaît en vingt-quatre heures. Quant au point de côté qui existait à droite, quelques ventouses ont suffi pour la faire disparaître.

Le 4 avril la fièvre est tombée, l'état général s'améliore, les signes stéthoscopiques à la base droite restent les mêmes. Le souffle bronchique n'a pas varié.

Le 7 avril, l'état reste stationnaire localement, l'expectoration augmente, les crachats muco-purulents sont très nombreux, surtout le matin, un examen bactériologique y montre des bacilles divers, mais pas de bacilles de Koch, ni de pneumocoques.

Le 10 avril, on constate toujours le souffle bronchique presque amphorique qui a été décrit, les râles ont diminué de nombre, mais restent toujours très gros ; on ne les entend bien que pendant la toux, la pectoriloquie aphone et la bronchophonie persistent sans modification. On substitue au traitement révulsif et décongestif initial une médication balsamique et antiseptique.

Le 15 avril il semble que le souffle s'étend un peu par en bas, l'auscultation de la voix donne les mêmes signes que précédemment, on n'entend presque pas de râles, tous les matins le malade expectore abondamment, mais ne crache et ne tousse presque pas le reste de la journée ; l'état général est excellent.

Le 20 avril, se trouvant tout à fait guéri et n'ayant d'autre malaise qu'un peu de toux et d'expectoration le matin, il demande à quitter l'hôpital ; l'examen du thorax, à ce moment, montre qu'il existe toujours de la submatité et exagération des vibrations thoraciques à la base droite, que la respiration soufflante trouvée à la base prend les caractères du souffle bronchique le long de la colonne vertébrale jusque vers l'angle de l'omoplate, ce souffle paraît néanmoins avoir diminué d'intensité depuis quatre jours. Dans le même point, la voix est toujours un peu caverneuse et il existe de la pectoriloquie aphone beaucoup moins nette cependant qu'au début. Un dernier examen des crachats donne les mêmes résultats que les précédents.

Observation XVIII

(Extrait de la thèse de M. Mizon.)
(Communiquée par M. le professeur Lemoine.)

Arthritisme. — Pleurésie dans la jeunesse. — Pas de tuber-
culose. — Grippe nerveuse en 1892 ; puis bronchite
catarrhale avec congestion du poumon droit ; poussée
de bronchite au sommet droit et dans tout le côté gau-
che ; expectoration purulente sans bacille de Koch. —
Bon état général malgré signes cavitaires ; ceux-ci ten-
dent à disparaître.

Mme X..., cinquante-cinq ans ; tempéramment arthritique ; à
l'âge de vingt ans, pleurésie de courte durée à la base droite,
depuis cette époque, accès d'emphysème ; aucun antécédent tuberculeux, ni héréditaire ni personnel ; a des bronchites répétées qui
sont suivies d'une oppression plus grande. Au mois de février 1892,
grippe de forme nerveuse.

Des observations faites antérieurement avaient montré qu'il
existait chez elle de l'emphysème aux deux sommets, surtout à
droite, mais qu'il ne subsistait aucun signe de la pleurésie constatée
pendant la jeunesse et qu'il n'y avait aucun foyer inflammatoire
chronique dans un point quelconque du poumon ; mais à la grippe
nerveuse succède bientôt de la bronchite catarrhale, puis de la
congestion pulmonaire du côté droit. Il existait de la matité et de
l'augmentation des vibrations thoraciques à la base droite. Vers
le 20 février cette congestion occupait la partie moyenne et inférieure du poumon droit et était caractérisée par des râles sous-
crépitants fins et du souffle bronchique. Cet état dure pendant
environ quinze jours sans aucune amélioration ; bien au contraire,
il se produisit une poussée de bronchite au sommet droit et dans
tout le côté gauche qui vint encore compliquer la situation. Une
dépression très grande de l'état général en fut le résultat et jusque

vers le 10 mars la malade resta dans un état de profond anéantis-
sement, s'alimentant à peine, urinant peu et en proie à une fièvre
intense.

La température oscillait entre 39 degrés et 39°5 le soir et
38 degrés à 38°5 le matin d'une façon à peu près régulière. La
respiration fort gênée en tout temps devenait par moments très
difficile quand il se produisait de l'orthopnée, ce qui avait lieu à
l'occasion du moindre mouvement ; l'expectoration peu abondante
au début augmenta peu à peu et de muqueuse devint purulente.
Examen des crachats à ce moment : nombreux streptocoques et
staphylocoques ; mais ni pneumocoques ni bacilles de Koch.

A partir du 10 mars une détente se produisit, caractérisée par
la diminution des signes de bronchite à gauche ; les signes stéthoscopiques de la base droite restaient absolument les mêmes. A
partir de ce moment l'état général se relevait peu à peu et la température commençait à s'abaisser.

A la fin de mars l'état était le suivant : amélioration de la santé
générale, retour graduel des forces, mouvement fébrile tous les
soirs, la température atteignait 38 degrés à 38°5 vers 5 heures,
pour retomber au chiffre normal le matin ; alimentation plus facile
urine normale. A la base droite, persistance de gros râles sous-
crépitants, de souffle bronchique doux, de bronchophonie ; apparition d'un peu de pectoriloquie aphone ; au niveau de ce point
existe toujours un peu de submatité, mais l'exagération des vibrations thoraciques a disparu.

L'état général va toujours en s'améliorant, la fièvre diminue au
point de devenir nulle ; mais les signes stéthoscopiques de la base
droite restent les mêmes.

Au mois d'août, bien que l'état général soit excellent, il existe
à la base droite des signes cavitaires; gros râles sous-crépitants,
souffle amphorique, bronchophonie, pectoriloquie aphone, légère
submatité, dépression thoracique normale ; à la fin de septembre
1892 ces signes ne se sont pas modifiés.

En avril 1893, état général toujours très bon, sauf de temps en
temps des accès d'oppression dus à l'emphysème ; je ne trouve
plus à la base droite qu'un foyer de râles sous-crépitants et de

l'obscurité respiratoire, plus de souffle amphorique ni de pectoriloquie aphone.

Au mois d'août 1893, ces signes ont encore diminué d'intensités
ce n'est qu'en faisant tousser la malade qu'on obtient des râles à
la base droite.

En mars 1894, nouvelle atteinte de grippe qui tout de suite
provoque une poussée congestive à la base droite, râles sous-crépitants fins et souffle bronchique. Quinze jours environ après le
début de cette nouvelle poussée, la base droite est occupée par de
gros râles muqueux, on y entend du souffle bronchique et de la
bronchophonie; peu de matité à ce niveau ; l'état général après
avoir été fortement troublé est déjà meilleur. Cette localisation
entra en voie d'amélioration et n'a pas eu la tendance à la chronicité qu'elle avait eue la première fois. Des examens de crachats
faits en mars et avril 1894 ont donné les mêmes résultats que
ceux qui avaient été faits précédemment.

Dans ce cas, rien de particulier jusqu'à la bronchite
catarrhale avec congestion du poumon droit. Mais la
poussée de bronchite au sommet droit, l'expectoration
purulente, la chronicité des signes de la base droite qui
deviennent absolument cavitaires attirent spécialement
l'attention. Les examens bactériologiques restent négatifs
relativement au bacille de Koch et au pneumocoque.
Enfin, la marche ultérieure de la maladie fait exclure la
tuberculose, tandis que son début est celui de l'influenza.

OBSERVATION XIX

(Extrait de la thèse de M. Mizon, service de la Charité.)

*Pleurésie et pneumonie à gauche. — Congestion des deux
sommets, surtout à droite.*

Pierre R.., peintre, entré le 7 janvier, sorti le 21 juin 1893.

Aucun renseignement sur ses antécédents héréditaires, sauf que son père et sa mère sont morts à un âge avancé.

Jaunisse il y a vingt-deux ans, coliques de plomb l'année dernière.

Tousse depuis trois mois ; il n'a pas remarqué qu'il devenait plus maigre, n'a pas eu de fièvre ni de sueurs nocturnes.

Mardi dernier, il ressentit tout à coup une douleur violente dans le dos et le côté gauche, fut pris de plusieurs frissons successifs et d'une fièvre intense, la dyspnée devint de plus en plus grande, il se mit à tousser et expectora quelques crachats sanguinolents.

A son entrée, dyspnée, toux fréquente ; crachats verdâtres, non striés de sang ; sueurs abondantes ; température, 38° 8. Douleur vive à la base du poumon gauche.

A l'examen du thorax : Rien de particulier à l'inspection. — On note un peu d'exagération des vibrations thoraciques des deux côtés en arrière et leur absence aux deux bases. — Matité aux deux bases ; submatité dans tout le poumon gauche et matité plus marquée à la hauteur de l'aisselle du même côté ; à droite, légère submatité au sommet, et sonorité à la partie moyenne du poumon. — A l'auscultation, on entend des frottements très nets surtout marqués à l'inspiration, dans toute l'étendue du poumon gauche en arrière. Vers la pointe de l'omoplate, on perçoit un léger souffle à la fin de l'inspiration, il y a de la bronchophonie légère dans l'aisselle, mais pas de pectoriloquie aphone. Dans le poumon droit, en arrière, on trouve de légers frottements à la base ; la respiration est normale ailleurs. En avant, il n'y a rien à noter.

Les bruits du cœur sont normaux, et l'urine ne contient pas d'albumine.

Le 11 janvier, les vibrations thoraciques qui étaient abolies hier à la base du poumon gauche, sont perçues aujourd'hui, et même exaltées. De gros râles sous-crépitants persistent à la base du poumon gauche. On constate du souffle bronchique dans l'espace prévertébral au niveau de l'angle interne de l'omoplate et des râles sous-crépitants fins à ce niveau. Il semble que la pneumonie ait une marche envahissante de bas en haut. Il existe de la pectoriloquie aphone à l'endroit où le souffle prend le caractère tubaire. Les crachats sont rouillés, visqueux, très adhérents au crachoir. La température aujourd'hui est de 38°9, elle s'est élevée jusqu'à 39°7, le lendemain de son entrée.

Le 16 janvier, du côté gauche, il y a persistance des râles muqueux de divers calibres, ils sont disséminés par foyers dans toute la hauteur du poumon ; du côté droit, des râles sous-crépitants profonds sont perceptibles. Aux deux sommets, l'inspiration est très soufflante surtout à droite, en avant sous la clavicule, mais il n'y a de souffle nulle part ailleurs. — La pectoriloquie aphone a cessé d'être nette au niveau précédemment indiqué.

La température, qui était redescendue à 37 degrés, remonte le 18 janvier à 39 degrés et s'y maintient encore le 19. Le malade se cachectise, ne mange pas. Il présente un léger œdème des membres inférieurs ; on ne note rien d'anormal au cœur. — Au sommet gauche, en arrière, on entend dans la profondeur des râles muqueux et une respiration soufflante. A l'examen des crachats, on ne trouve pas de bacille de Koch, mais il existe des pneumocoques et des staphylocoques.

Le 23 janvier, outre l'anasarque peu prononcé, mais généralisé, on constate à la pointe du cœur un souffle très limité, presque un piaulement au premier temps. La température qui, le 20, était descendue à 37 degrés, semble remonter graduellement.

Le 30 janvier, la respiration est un peu obscure dans les deux tiers supérieurs des deux poumons, on y entend quelques râles de bronchite. Aux deux bases, il existe des bruits ressemblant soit à des frottements, soit à des craquements.

2 février. — En arrière, vibrations thoraciques un peu exagérées à la base gauche ; submatité au même point et au sommet droit. Au sommet gauche, respiration normale, mais un peu rude à l'expiration ; de ce même côté, à la base, on entend sous l'oreille des froissements fins, des craquements, des râles ou frottements que la toux ne modifie pas ; il n'y a pas de bronchophonie à la base, il en existe, au contraire, dans les deux tiers supérieurs du poumon. Au sommet droit, respiration très rude aux deux temps, bronchophonie. La respiration est également rude à la base droite,

où les râles muqueux sont abondants tout en bas. En avant, la poitrine est un peu bombée ; la sonorité est exagérée, emphysémateuse aux deux sommets ; la respiration, rude à droite, est un peu obscure à gauche et s'accompagne de quelques ronchus. Le teint est cachectique. Pas de ganglion dans la région inguinale. Le malade se plaint d'un peu de douleur au creux épigastrique ; il ressent une vive douleur dans la région œsophagienne en mangeant et en buvant. En enfonçant profondément la main sur la grande courbure de l'estomac, on la sent un peu dure. La région du foie est sensible surtout du côté du lobe gauche. L'œdème a augmenté sur la main et le bras droit ; il est resté stationnaire à gauche, on remarque une légère bouffissure du visage.

La température s'élève à 39°7 le matin du 3 février. Albumine dans les urines.

Le 11 février, les râles sont plus gros à la base droite, et les ronchus dominent. A la base gauche, il persiste un foyer prévertébral de râles muqueux.

La température qui était redevenue normale depuis le 4 février, s'est élevée jusqu'à 39°5 le 16 ; mais le lendemain elle était redescendue au-dessous de 37 degrés et pendant tout le reste du mois de février et les mois de mars et avril, elle a oscillé entre 36°6 et 38°5. Pendant ce temps, l'état reste à peu près stationnaire et va plutôt s'améliorant.

Un examen des crachats le 28 février, ne montre pas de staphylocoques et de bacilles de Koch, mais de nombreux leucocytes.

10 avril. — L'état général s'est un peu amélioré, le malade a de l'appétit et l'expectoration est moins abondante, mais toujours très purulente. Toujours matité aux sommets et aux bases, quelques râles sous-crépitants dans les fosses sus-épineuses, et des râles sous-crépitants humides dans les deux tiers inférieurs du poumon gauche. Du côté droit les râles sont très peu nombreux. L'œdème qui s'était dissipé peu à peu n'a pas reparu.

Le malade s'améliore, cependant les signes stéthoscopiques précédents s'accentuent le 4 mai ; le lendemain, 5 mai, la température s'élève à 39°6, on constate en même temps une petite poussée congestive qui dure jusqu'au 12 mai ; des phénomènes du même genre se reproduisent le 27 du même mois.

Enfin les accidents diminuent ; le 5 juin on constate encore des râles muqueux aux deux bases, surtout à gauche, où ils remontent jusqu'au milieu du poumon ; la température est redevenue normale le 17 juin, le malade sort de l'hôpital dans un état de santé relativement bon. L'examen du poumon ne permet plus que la perception de quelques râles secs aux deux bases.

A noter la marche traînante de cette maladie. La pneumonie qui paraissait franche au début, se dissémine en îlots séparés, s'accompagne de pleurésie, de congestion des sommets avec prédominance d'un côté. La sortie ne peut être autorisée que le 21 juin. Toutes ces complications, ainsi que la longue durée de la maladie, justifiaient le doute et exigeaient l'examen microbiologique des crachats, qui d'ailleurs a été négatif.

OBSERVATION XX

(Extrait de la thèse de M. Mizon, service de la Charité.)

Bronchite chronique. — Amaigrissement. — Bronchite unilatérale. — Dilatation bronchique à la base gauche avec symptômes caverneux. — Poussée congestive successive au sommet gauche, puis au sommet droit. — Sortie du malade avec un bon état général n'ayant pas de rapport avec les signes suspects persistants. — Absence constante de bacille tuberculeux.

Léon W. quarante-neuf ans, tisserand. Entré le 2 février, sorti le 17 mars 1894.

Fièvre intermittente, alcoolisme. Depuis vingt-ans, il a toussé un peu tous les hivers ; mais depuis deux ans, sa toux s'est accentuée, il crache abondamment et a beaucoup maigri.

Rien de particulier dans ses antécédents héréditaires.

Il y a trois semaines, le malade eut froid, il ressentit le lendemain un violent point de côté à la base du poumon gauche, et fut pris en même temps de frissons qui durèrent plusieurs jours. La toux devenant plus fréquente et plus violente, il fut obligé de s'aliter et, huit jours après l'apparition du point de côté, il cracha un peu de sang.

A son entrée à l'hôpital, la douleur siégeant à la base du poumon a disparu ; le malade tousse beaucoup ; la température, le soir du 2 février, est de 39°2 et le lendemain matin 38°4.

L'inspection de la poitrine ne présente rien d'anormal et la sonorité est normale à la percussion des deux poumons.

Les vibrations thoraciques sont diminuées au sommet gauche en avant et à la base du même côté en arrière.

A l'auscultation, on constate une respiration rude, des râles ronflants et sibilants du côté gauche en avant ; en arrière à gauche il y a également de la rudesse respiratoire et de gros râles ronflants et sibilants dans toute la hauteur du poumon ; mais en outre à la base, on entend nettement dans une étendue, comme la paume de la main, un souffle caverneux avec un peu de gargouillement. Du côté droit, on perçoit en arrière et au sommet des râles sous-crépitants, de la pectoriloquie aphone, mais pas d'égophonie. Les crachats sont abondants et nummulaires, ils contiennent des staphylocoques et des streptocoques, mais pas de pneunocoques et de bacilles de Koch.

Etat stationnaire pendant plusieurs jours, la température s'élève à un maximum de 39°6 le soir du 5 février pour redevenir normale le 8 et les jours suivants.

Le 9, on ne retrouve plus que des râles sous-crépitants et quelques râles sibilants. Le souffle et le gargouillement qui persistent avant la toux, disparaissent quand le malade a toussé.

L'amélioration va s'accentuant jusqu'au 21 février, époque à laquelle on constate encore les symptômes cavitaires avec des râles de congestion et de la pectoriloquie aphone très marquée à gauche.

Le 5 mars, on s'aperçoit qu'il existe de petits râles de congestion dans les deux tiers supérieurs du poumon droit, il y en a toujours à gauche.

Le 9 mars, à l'examen des crachats, même résultat.

En arrière : Vibrations thoraciques normales partout, sauf à la base gauche, où elles sont diminuées. — Submatité au sommet droit dans la gouttière costo-vertébrale droite ; submatité aux deux bases surtout à gauche. — Murmure vésiculaire diminué, respiration rude au sommet droit avec de la bronchophonie sans pectoriloquie aphone ; à gauche, respiration rude à l'angle de l'omoplate. — A la base droite, râles muqueux très nombreux. — A la base gauche, gargouillements et pectoriloquie aphone voilée ; râles souscrépitants autour du foyer de gros râles.

En avant : Sonorité normale, signes d'emphysème et quelques râles sibilants aux deux sommets.

L'état général est excellent, le malade a plutôt engraissé depuis son entrée à l'hôpital.

Le 14 mars on trouve aussi des gargouillements à la base du poumon droit.

Le 16 mars le malade sort présentant les mêmes symptômes.

Le début par une bronchite unilatérale, les signes caverneux dus à une dilatation bronchique de la base gauche, la poussée congestive au sommet du même côté, puis, quelque temps plus tard, une poussée fluxionnaire dans les deux tiers du poumon droit, ces symptômes ne peuvent -ils pas faire suspecter la nature tuberculeuse de la maladie? Si l'on y ajoute encore que le malade dit avoir craché un peu de sang au début, si on note le caractère nummulaire des crachats, ainsi que l'amaigrissement du malade, on a le syndrome complet de la phtisie pulmonaire. Mais alors que l'expectoration était purulente, et les crachats nummulaires, les recherches bactériologiques sont toujours restées négatives quant à la présence du bacille de Koch.

Observation XXI

(Extrait de la thèse de Mizon. Obs. communiquée par M. le Dr Gardillon, de Saint-Amand.)

Surmenage. — Grippe à début nerveux. — Pneumonie du sommet droit. — Pleurésie à la base droite. — Phlébite du membre inférieur gauche. — Pneumonie du lobe moyen du poumon droit. — Absence du bacille de Koch.

M. X..., ingénieur, vingt-huit ans.

Aucune tare héréditaire ni personnelle de nature tuberculeuse. Surmenage intellectuel, nourriture insuffisante, débililation.

Il était en bonne voie de guérison quand, le 21 mars, il fut brusquement pris de la grippe ; celle-ci revêtit la forme nerveuse, avec très peu de toux ; il y eut une amélioration notable pendant trois ou quatre jours à la fin du mois, puis une rechute avec prédominance des phénomènes thermiques, à ce moment apparut de la bronchite congestive grippale.

Celle-ci était en voie de défervescence quand, le 10 avril, survint brusquement un point de côté à droite et des frissons répétés. En même temps l'état général s'aggravait, la fièvre augmentait et l'auscultation montrait la formation d'une pneumonie au sommet droit. Cette pneumonie se limita à ce sommet, ses signes très nets en arrière étaient moins perceptibles en avant. — Le 20 avril il existait encore du souffle et des râles sous-crépitants, des crachats rouillés et un léger point de côté ; on pouvait à ce moment espérer que la défervescence allait se faire et que des râles de retour allaient apparaître.

Il n'en fut rien et cet état persista sans grande modification jusque vers le milieu de mai. A ce moment il existait du gargouillement et du souffle dans le tiers supérieur droit. L'examen des crachats montrait l'existence de micro-organismes divers, staphylocoques et streptocoques, mais pas de bacilles de Koch.

L'état général commençait à s'améliorer quand, le 22 mai, survinrent de nouveau des frissons et un violent point de côté à droite avec épanchement modéré. Presque en même temps se produisait une phlébite du membre inférieur gauche. Disons tout de suite que cette phlébite se résorba peu à peu sans accident et qu'il n'en restait à peu près plus aucune trace au bout de trois semaines.

La pleurésie évolua lentement, l'épanchement se résorba peu à peu en même temps que les signes de pneumonie du sommet s'amendaient. Le 20 juin il ne reste plus rien de la pneumonie qui avait occupé le sommet droit, qu'un peu d'obscurité respiratoire dans cette région. Quant à l'épanchement pleurétique il a disparu complètement pour ne laisser à sa suite que des signes de pleurésie sèche. L'examen des crachats est négatif en ce qui concerne les bacilles de la tuberculose. De nouveau, l'état général s'améliore et la température baisse un peu lorsque, le 30 juin, apparaît un nouveau point de pneumonie dans le lobe moyen du poumon droit. Ce noyau est limité et son évolution se fait assez régulièrement. A l'heure actuelle il persiste encore, ainsi que quelques frottements à la base droite.

Les localisations unilatérales de toutes ces manifestations grippales sur les organes respiratoires, chez un individu surmené, doivent nécessairement attirer l'attention sur la probabilité de l'existence d'une tuberculose pulmonaire, et cela d'autant plus que la première atteinte a été une pneumonie du sommet chez un sujet jeune chez lequel on n'a pas signalé l'alcoolisme. Or nous voyons que le microscope là aussi a démontré l'absence du bacille qu'on était en droit d'incriminer.

CHAPITRE III

Clinique

Qu'on n'attende pas ici le détail complet de tous les symptômes de la grippe, et même des formes pulmonaires. Pour la grippe simple, nous ferions une redite bien inutile ; quant aux symptômes pulmonaires, nous serions obligé, en répétant le détail de la plupart de nos observations (puisque peu d'entre elles se ressemblent), de décrire séparément avec quelques variantes, tous les symptômes généraux et locaux, fonctionnels et physiques de la bronchite, de la congestion pulmonaire, de la pneumonie franche et tuberculeuse, de la broncho-pneumonie, de la pleurésie, des différentes formes de phtisie. Le cadre restreint de ce travail ne nous le permet pas. D'ailleurs le point important de notre thèse est précisément de démontrer l'analogie qu'affectent certaines formes thoraciques avec la phtisie. Nous nous bornerons donc, dans ce chapitre, à faire la synthèse des observations qui précèdent, en insistant seulement sur les points essentiels constituant la ressemblance de ces grippes avec les formes spéciales dont nous nous attacherons plus loin à les distinguer.

Chez la plupart des malades, le début est celui de la grippe normale, avec les différentes modalités qu'il présente dans les cas ordinaires. Il est plus ou moins brusque, avec ou sans cause appréciable, s'accompagne le plus souvent de frissonnements multiples, bien qu'on puisse observer (obs. VII) un frisson intense avec vomissements. Puis succèdent, dans un tiers des cas environ, un ou plusieurs points de côté localisés assez régulièrement dans les régions où l'auscultation décèlera l'existence des lésions. Dès l'apparition du frisson, survient le cortège habituel de toute maladie infectieuse ; malaise général, courbatures, inappétence ; la céphalalgie n'a été notée que deux fois. Nous devons insister sur trois cas (obs. VII. VIII, IX) qui s'accompagnèrent dès le début, de sueurs abondantes, quelquefois avec prédominance la nuit.

Tel est le début lorsque la grippe frappe un individu sain, mais si le sujet est déjà malade, on comprend que l'invasion d'une nouvelle maladie puisse se manifester de différentes façons. Ainsi le cas IV, atteint de bronchite depuis plusieurs mois, vit son affection subir une brusque recrudescence lors de l'invasion de l'infection grippale ; de même la malade de l'observation III, atteinte de catarrhe et emphysème. Chez la malade de l'observation V, ce n'est qu'en faisant l'examen clinique complet d'une personne entrée à l'hôpital pour des phénomènes nerveux, ne se plaignant ni de toux, ni d'expectoration, qu'on trouve des signes d'infiltration tuberculeuse du sommet droit. La femme de l'observation II est une albuminurique qui est prise dans le service, pendant une épidémie de grippe, de frissons, courbature, etc., avec douleur du sommet droit, toux, fièvre.

Nous éluderons les phénomènes nervenx tels que vertige, stupeur, que nous avons constatés, mais qui rentrent plutôt dans la forme nerveuse de la grippe.

A la période d'état, outre l'abattement d'une intensité presque spéciale à la grippe, on peut observer suivant les individus et la forme de la maladie un facies plus ou moins congestionné, une peau plus ou moins couverte de sueurs, quelquefois des érythèmes variés sur lesquels nous n'avons pas à insister. Le malade peut présenter tous les degrés des troubles cérébraux, depuis l'insomnie jusqu'au délire même violent, et simuler ainsi la méningite. Des organes des sens, c'est celui de l'ouïe qui paraît le plus fréquemment atteint.

Passons rapidement sur la symptomatologie banale du tube digestif. De la langue saburrale, blanche, de l'inappétence, de la constipation ou de la diarrhée, nous pourrions passer par tous les degrés pour arriver aux formes gastro-intestinales les plus graves; cependant nous devons avouer que, dans les cas qui nous occupent, nous n'avons jamais vu signaler des troubles digestifs sérieux. L'hypertrophie de la glande hépatique a été notée une fois.

La rate, dans la majorité des cas, lorsqu'elle est percutée à temps, est hypertrophiée. Mais on sait que cette augmentation de volume n'est pas de longue durée; aussi ne faut-il pas s'étonner si elle n'a pas été signalée toutes les fois.

Du côté du cœur, on n'a rien observé de particulier qui ne soit déjà connu. Le pouls est souvent fort et accéléré.

Les urines sont habituellement rares, foncées, uratiques et quelquefois albumineuses.

Mentionnons, pour n'avoir pas à y revenir, les phénomènes de température. A part les nᵒˢ I et X qui ont eu une fièvre continue à grandes oscillations et à type inverse, nous voyons qu'en général la température n'est pas très élevée, ne dépassant guère 39,4, et que les courbes sont assez irrégulières. C'est ici le lieu d'insister sur la brusque dépression de la courbe thermique que l'on observe au début ou au sommet de la période de l'invasion fébrile. Cette particularité de la marche de la température a, pour M. le professeur Teissier, une valeur clinique considérable; il la croit attribuable à l'action hypothermisante de certaines toxines sécrétées par le microorganisme de la grippe. Rappelons l'importance que cette dépression en V de la courbe thermique a eu pour le diagnostic dans le cas II.

Enfin, nous arrivons aux symptômes pulmonaires. Il suffit de lire les observations qui précèdent, ou de jeter un coup d'œil sur leurs résumés, pour se convaincre de la presque impossibilité qu'il y a d'en faire une description unique. Décrire les formes qu'affecte la grippe pulmonaire reviendrait à reproduire les observations ci-dessus ; nous les avons fait suivre de quelques réflexions afin d'éviter les redites dans ce chapitre, et nous nous bornerons ici à résumer , en quelques lignes, les formes cliniques tuberculeuses que peut simuler la grippe.

Le plus fréquemment, chez des malades qui toussent depuis quelque temps, une invasion aiguë de grippe per-met d'observer des bronchites avec prédominance au sommet. Déjà là, l'attention est en éveil ; elle le sera bien plus lorsque la bronchite est unilatérale. D'autres fois, ou chez les mêmes malades, à quelques jours d'intervalle, l'examen des sommets révèle des signes de congestion. La

circonspection avec laquelle on doit se prononcer sur l'état
de ces malades est suffisamment justifiée, si l'on se rappelle que la bronchite des sommets et la bronchite unilatérale sont toujours suspectes sinon entachées de tuberculose ; que la congestion des sommets, lorsqu'elle ne
peut s'expliquer par un obstacle mécanique au cours du
sang en ce point, constitue le premier degré de la phtisie
pulmonaire. Qu'il s'ajoute encore à ces symptômes une
expectoration teintée de sang, une hémoptysie, comme
on en observe dans la grippe, et l'on aura au grand complet les signes d'une tuberculose commençante.

Dans certains cas, chose importante pour le diagnostic,
le médecin assiste pour ainsi dire à l'évolution complète
de cette congestion ; ainsi, alors que l'examen n'a rien
révélé aux sommets, à la première visite, le lendemain
on s'aperçoit que le son est moins clair à la percussion,
que les vibrations thoraciques sont augmentées ; en même
temps la respiration est rude, l'expiration prolongée ; il
s'y ajoute quelquefois des craquements ou des râles sous-
crépitants fins ; ces signes subsistent ainsi longtemps sans
modifications, disparaissent quelquefois en très peu de
temps, ou font place à des symptômes plus alarmants qui
semblent confirmer les craintes qu'on avait de l'éclosion
de la phtisie. Bien plus, cette phtisie n'a en rien le caractère de la phtisie chronique, qui demande des mois pour
achever ses diverses phases ; elle brûle ses étapes, pour
nous servir de l'expression classique ; nous avons nommé
la phtisie galopante ou phtisie à forme broncho-pneumonique.

Nous passons sous silence l'évolution de la broncho-
pneumonie commune, qui n'a en réalité attiré l'attention

que lorsqu'elle était liée à d'autres lésions suspectes de tuberculose, ou lorsqu'elle devenait elle-même pseudo-phymique soit par sa chronicité, soit en donnant à l'oreille les signes de la phtisie ulcéreuse subaiguë.

Après la bronchite tuberculeuse, c'est, en effet, la phtisie galopante que la grippe simule le plus souvent dans ses formes pseudo-phymiques. Quelquefois on observe les malades à la période de congestion, que celle-ci soit localisée au sommet ou dans une autre région du poumon, et l'on peut suivre par degrés la transition des signes de la période d'infiltration tuberculeuse aux signes de la période de ramollissement et de formation des cavernes. Petit à petit la matité s'accentue davantage, les râles deviennent plus gros, plus nombreux, retentissants ; la respiration, de rude qu'elle était, prend un caractère soufflant ; graduellement s'installent ainsi les signes des cavernes dont nous retrouvons les trois principaux de Laennec : la respiration caverneuse, le gargouillement et la pectoriloquie. Nous n'avons pas l'intention de donner ici les signes bien connus des cavernes pulmonaires ; qu'il nous suffise de renvoyer aux observations, dont un certain nombre relatent des phénomènes pseudo-cavitaires tels, qu'un clinicien non prévenu aurait souvent, sans hésiter, prononcé la sentence de tuberculose.

Pour passer à une forme plus rapidement fatale de la tuberculose, nous avons cherché si la forme de pneumonie tuberculeuse a été observée. Or, dans nos observations, nous n'avons trouvé aucun cas précis pouvant nous permettre de l'affirmer. En effet, dans trois observations où il existait des signes pseudo-phymiques réels, on relate des cas de pneumonie. Mais ce n'est que dans un seul de ces cas (obs. XXI) que, grâce, à la lenteur de l'évolution de la maladie, on a pu croire à de la pneumonie due au bacille de Koch.

La forme granulique, par contre, possède à son actif quelques exemples frappants avec phénomènes généraux graves, courbes de température à grandes oscillations, sueurs nocturnes. Dans un cas où le diagnostic de grippe avait pu être posé grâce à la dépression en V de la courbe thermique, nous avons constaté une amélioration très brusque suivie de guérison complète, la malade n'étant restée que vingt-trois jours dans le service! D'autres fois, comme nous en possédons d'ailleurs un exemple, l'évolution est aussi rapide; mais la terminaison peut être fatale, et alors, comme dans la granulie, le malade meurt dans un état de dyspnée intense. Dans ces cas, c'est ordinairement un œdème aigu du poumon qui emporte le malade.

Pour être complet, il convient de mentionner les phénomènes de pleurésie qui sont fréquents dans la grippe. Les signes physiques auxquels ils donnent lieu sont les mêmes que l'on observe dans toute inflammation de la plèvre, sèche ou avec épanchement. Nous les signalons seulement pour insister sur les formes sèches du sommet que nous avons observées dans plusieurs cas ; cette localisation rentre bien dans notre cadre de grippe pseudophymique. Elle a été d'ailleurs décrite avec soin par M. Mangenot, dans sa thèse sur *Les déterminations pleurales de la grippe*. Souvent aussi une pleurésie, avec léger épanchement, s'est manifestée autour d'un lobe congestionné et hépatisé, mais nous avons toujours noté la disparition rapide des signes dus à la présence du liquide dans la plèvre. Cette circonstance a été heu—

reuse pour nos malades si nous nous reportons à la phrase de M. Mangenot : « La pleurésie séro-fibrineuse est la forme la plus rare des manifestations pleurales de la grippe ; cela tient aux qualités éminemment pyogènes du micro-organisme pathogène qui ne tarde pas à rendre purulent le liquide épanché, s'il n'est résorbé rapidement. » D'où, la marche de la pleurésie séro-fibrineuse grippale : ou bien disparition rapide de l'épanchement, ou bien purulence.

Après avoir parcouru rapidement les formes tuberculeuses que la grippe peut simuler, il nous reste à dire que les plus grandes variations existent dans la durée de ces formes, et qu'ainsi, en particulier pour la congestion des sommets, pour la bronchite avec phénomènes pseudo-cavitaires, on observe des cas analogues à l'état chronique de ces lésions dans la phtisie.

Il nous reste maintenant à signaler quelques particularités dans les phénomènes fonctionnels, les symptômes physiques locaux, ainsi que dans l'état général chez les grippés à localisations pulmonaires.

La dypsnée est plus ou moins intense suivant l'étendue et le degré des lésions pouvant faire obstacle à l'hématose. Dans un bon nombre de cas elle n'est même pas notée ; dans d'autres où les recherches de l'autopsie ont décelé des congestions et œdèmes généralisés des deux poumons, la dyspnée est le phénomène dominant et contribue à compléter le tableau de la granulie.

Nous nous sommes déjà expliqué sur la présence des points de côté. Ils n'ont généralement pas été d'une violence très grande, bien que, dans certains cas, ils aient l'intensité des points de côté pneumoniques. La douleur est d'ailleurs passagère et ne dure guère plus de deux ou trois jours.

La toux est en rapport aussi avec les lésions. Dans les formes de bronchites, de bronchectasies, de phtisie à la période des cavernes, la toux est grasse, facile, prédomine le matin. Dans les formes simplement congestives, la toux est plus pénible, plus sèche, ne s'accompagne pas d'une évacuation qui soulage comme dans les cas précédents.

Quant à l'expectoration, dans quelques cas les crachats étaient visqueux, légèrement teintés, sans toutefois présenter les caractères franchement pneumoniques. Nous avons signalé l'expectoration striée de sang, pouvant aller jusqu'à l'hémoptysie pure. Mais ce qu'il y a de plus remarquable dans les affections grippales, comme aussi dans les phénomènes pulmonaires qui accompagnent la rougeole, la fièvre typhoïde, c'est la rapidité avec laquelle les crachats muqueux, muco-purulents deviennent absolument purulents. Dans plusieurs circonstances même, ces crachats affectent la forme nummulaire, caractère classique de l'expectoration de la phtisie à la période des cavernes. Que l'auscultation révèle en même temps des signes cavitaires ou pseudo-cavitaires, et le diagnostic de phtisie ne paraît pas douteux.

Enfin, avant de terminer ce paragraphe des symptômes, il nous reste à attirer l'attention sur la fugacité de certains des signes que l'on observe. Les signes de pleurésie, de congestion, apparaissent et disparaissent souvent dans un temps très court, en deux ou trois jours. Les signes pseudo-cavitaires seuls persistent ordinairement plus longtemps ; ces cas de longue durée ne sont-ils pas en faveur de la conception qui attribue aux bronchites chroniques la possibilité de déterminer des lésions de bronchectasies, et à celle-ci la propriété de se manifester à l'auscultation par des signes cavitaires ?

L'état général est-il en rapport avec la gravité des symptômes thoraciques ? Souvent et surtout au début, la perte de l'appétit, l'amaigrissement rapide, les sueurs profuses surtout nocturnes complètent, de la manière la plus frappante, le tableau clinique de la phtisie aiguë. Quelquefois au contraire on est surpris de constater des symptômes de fonte pulmonaire, de cavernes, chez des sujets qui ont conservé leur appétit, et qui ne maigrissent pas. D'autres fois, après avoir reproduit absolument le type phtisique, malgré la persistance des phénomènes physiques cavitaires, le malade reprend de l'appétit, augmente de poids, tandis qu'il continue à expectorer des crachats abondants, purulents et franchement nummulaires.

Disons en passant que l'on n'a jamais noté la déformation caractéristique des doigts, soit les doigts hippocratiques de la phtisie.

Pour ne rien omettre, en nous bornant toutefois aux symptômes signalés dans les observations qui précèdent, nommons seulement certains érythèmes simulant quelquefois les tâches rosées de la fièvre typhoïde, qui s'observent dans la granulie et dans la grippe, les phlébites, complication connue de toutes les maladies infectieuses, certaines atrophies musculaires, comme l'atrophie du deltoïde due vraisemblablement à une névrite périphérique qui aurait son point de départ dans une poussée de pleurite, des escarres fessières, le muguet, cortège des cachexies et des états infectieux.

La marche de la maladie est extrêmement variable. La durée de même. Des cas paraissant avoir dès le début la même gravité, ont évolué en quinze et vingt-trois jours ; mais l'un s'est terminé par une guérison absolue, l'autre par la mort. Dans la majorité des cas la marche est assez lente, si l'on pense à la grippe, rapide si l'on admet la phtisie. Les symptômes pseudo-cavitaires, avec ou sans phénomènes généraux correspondants, se développent souvent dès les premiers jours de la maladie, et durent plusieurs semaines, voire même plusieurs mois, ou des années, comme M. Lemoine en a cité des exemples, après quoi ils peuvent disparaître complètement, témoin l'observation de M. Leclerc. Mais ces cas ne peuvent être suivis que dans la clientèle. Dans les hôpitaux, en effet, aussitôt que le malade constate qu'il ne maigrit plus, que l'appétit revient, il insiste pour obtenir sa sortie qu'on ne peut lui refuser, malgré les signes physiques alarmants ou dont il serait important de suivre l'évolution ultérieure.

La terminaison est plus souvent favorable. Malheureusement pour l'anatomie pathologique, il existe peu d'autopsies. Mais en clinique, et nous tenons à rappeler ici que notre intention est de faire un travail purement clinique, des guérisons ont été obtenues en deux ou trois semaines et quelquefois moins, chez des sujets ayant présenté tous les signes de la granulie ou de la phtisie galopante. En général, dans l'espace d'un à trois mois la guérison est ordinairement complète. Quelques malades moins résistants, ou du fait de leur âge avancé, ou du fait d'une faiblesse constitutionnelle spéciale, font les formes chroniques dont nous avons parlé.

La marche et les suites de ces accidents pulmonaires

de l'infection grippale ne peuvent être mieux résumées que dans le passage suivant des leçons de M. le professeur Teissier :

« Ces accidents pseudo-phymiques disparaissent souvent d'une façon rapide et complète. Mais ils sont susceptibles aussi de laisser après eux des traces durables, telles la pneumonie pleurogène, la sclérose interstitielle chronique avec dilatation des bronches, que nous venons de vous signaler. Sans aller jusque-là, on peut observer, pendant deux ou trois mois après ces poussées pulmonaires grippales, un état d'infiltration du parenchyme pulmonaire se traduisant par des râles fixes d'assez gros volume, une respiration soufflante, un peu de bronchophonie et d'exagération des vibrations thoraciques. Sous l'influence d'une excellente hygiène et d'un traitement approprié, ces phénomènes peuvent disparaître sans retour. »

Si, par ce qui précède, nous sommes porté à faire un pronostic relativement bénin, il ne faut pas se bercer d'illusion, et bien noter que sur vingt et un cas nous comptons six décès.

Il est vrai toutefois que, de ces six décès, il convient d'en retrancher un, qui est dû à une invasion rapide de tuberculose contractée vraisemblablement dans le service, et développée sur un terrain affaibli par l'infection grippale. Malgré cette restriction, on doit conclure que cette forme de la grippe, bien qu'elle ne soit que *pseudo*-phymique, n'est pas aussi inoffensive qu'on serait tenté de le croire.

CHAPITRE IV

Etiologie.

Nous ne voulons pas, à propos d'une forme de la grippe, refaire l'étiologie générale de cette affection. Il n'y aurait qu'à reproduire ou résumer les leçons de notre Maître M. le professeur J. Teissier. Laissant donc de côté l'étude des causes occasionnelles de la grippe, nous nous contenterons de rappeler quelques données sur la cause réelle, la cause déterminante, le germe de cette maladie. A ce sujet nous ne saurions mieux faire que de reproduire les conclusions du dernier travail complet publié sur la question, la thèse de M. Jarron :

1° On trouve dans les crachats, le sang et les urines des grippés, un organisme spécial essentiellement poly-morphe, ordinairement groupé sous forme de diplo-bacille ou de chaînettes, il est toujours encapsulé, la capsule est toujours visible après l'action de l'acide acétique à 1 pour 100.

2° Les sécrétions de cet organisme sont virulentes pour le lapin.

3° Dans la grippe, les urines et les crachats sont très toxiques pour le lapin ; cette toxicité est due aux sécrétions du diplo-bacille.

4° La grippe est le résultat d'une intoxication par les produits solubles sécrétés par le diplo-bacille.

M. Jarron compare les résultats de ses recherches microscopiques et bactériologiques avec ceux des auteurs qui l'ont précédé dans cette voie.

Le diplo-bacille de Wieger a la plus grande analogie avec celui qu'a observé M. Jarron. Celui de Petruchky paraît aussi être le même. Celui qui a été décrit par l'Ecole lyonnaise, par M. le professeur J. Teissier, MM. Roux et Pittion, paraît aussi être celui de M. Jarron. M. J. Teissier qui a examiné les préparations de M. Jarron, les reconnaît comme identiques à celles qu'il a décrites lui-même dans les *Archives de médecine expérimentale*. « La coïncidence de ces résultats, dit M. Jarron, faits en des lieux différents à des époques également différentes, par des observateurs n'ayant aucun rapport, est un argument de puls et d'une valeur incontestable tendant à considérer le diplo-bacille comme l'agent pathogène de la grippe. »

Un point d'étiologie plus important pour notre sujet, mais plus obscur aussi, est l'étude des causes qui déterminent la grippe, maladie générale, à se manifester chez les uns par des phénomènes gastro-intestinaux, chez d'autres par des accidents nerveux, chez d'autres enfin par des localisations pulmonaires. La statistique publiée par M. le D' Mouisset nous en donne une explication suffi-

sante, en nous montrant l'influence que peut avoir sur la
forme de la grippe l'état morbide antérieur du sujet ;
nous aurons à revenir sur ses idées au sujet d'un
point spécial. Tandis que pour la forme nerveuse, méningitique (th. Lestra), on a émis différentes hypothèses,
faisant du cerveau ou des méninges, chez les individus
atteints de cette forme, un lieu de moindre résistance,
aucune théorie ne nous est connue pour expliquer la forme
pulmonaire. On pourrait, par déduction, faire des hypothèses analogues aussi bien pour expliquer la localisation
grippale sur le tube digestif et sur les organes respiratoires que sur les centres nerveux. Cependant, quant aux
lésions pulmonaires, il est un fait indéniable, c'est qu'elles
sont plus fréquentes dans la grippe que toute autre mani-
festation. Pour le public, pas de grippe sans toux, sans
expectoration. Cette opinion est basée sur l'observation
vulgaire, qu'en effet, il y a peu de grippe sans coryza,
bronchite, congestion pulmonaire, pour ne parler que
des formes courantes. Elle peut ensuite se traduire par
des troubles plus profonds, par une congestion plus
intense, l'œdème pulmonaire, ou par la broncho-pneumonie, sans parler des pleurésies de toutes formes cliniques,
depuis la pleurésie localisée, l'œdème sous-pleural de
M. Teissier, jusqu'à la pleurésie à grand épanchement
séro-fibrineux, hémorragique, ou purulent (th. Mangenot). Toutes ces localisations sont vraisemblablement
commandées par un état local particulier de l'organe,
caractérisé pour le moins par un trouble vasculaire, dû
lui-même à une influence du système nerveux excité par
une cause quelconque, le froid, ou autre.

Quant à l'étiologie de ces formes générales pulmonaires,

elle a une grande ressemblance avec l'étiologie des formes
gastro-intestinales. Avec M. le professeur Teissier, on
peut très bien admettre que le microorganisme de la
grippe est susceptible de vivre dans l'eau, qu'il est capable d'y trouver à certaines époques des conditions de
milieu qui exaltent sa virulence, qui le rendent propre, une
fois introduit dans les voies digestives, à infecter tout
l'organisme. Cette façon d'envisager les choses explique-
rait aisément la rapidité d'extension et la diffusibilité de
la grippe. D'autant mieux que l'eau et les agents infectieux
qu'elle charrie peuvent trouver, en dehors des voies digestives, d'autres portes de pénétration. Ainsi la vapeur
d'eau qui sature parfois l'atmosphère doit servir, dans
maintes circonstances, à conduire les germes pathogènes
sur la muqueuse respiratoire et en faciliter l'absorption.
A l'appui de ce dire, M. Teissier montre bien que, dans
l'épidémie de 1890, la grippe s'était surtout développée au
bord des cours d'eau, et que le nombre des cas augmentait
parallèlement à l'accroissement de l'humidité de l'air.

Mais ici un point plus spécial nous arrête : Pourquoi, dans
les localisations pulmonaires de la grippe, observe-t-on
souvent une prédilection pour les sommets, telle que bronchite des sommets, congestion des sommets ? La réponse
qui saute aux yeux, et qui d'ailleurs nous est donnée
comme une objection à la thèse de la grippe pseudo-
phymique, la voici : Si la grippe se localise au sommet,
c'est qu'elle y trouve un lieu de moindre résistance, que le
germe y est attiré par une lésion toute préparée qui en
fait un terrain de culture favorable, en un mot, que la
localisation de la grippe au sommet est déterminée par la
présence de tubercules.

Cette objection peut être vraie dans un certain nombre de cas. Nous avons souvent entendu dire à M. le Dr Mouisset, médecin des hôpitaux, dont nous avons suivi avec intérêt les visites au lit du malade, que la forme clinique de la grippe est, en général, commandée par l'état pathologique antérieur du malade. Que le sujet ait, pour une cause quelconque, un système nerveux affaibli, il fera une grippe nerveuse ; que ses voies digestives soient altérées, il aura une forme gastro-intestinale ; que sa poitrine offre moins de résistance, la grippe aura chez lui une forme pulmonaire. En raison de cette localisation de l'infection sur le point faible, la grippe fait faire quelquefois un inventaire pathologique au sujet qui en est atteint. C'est ainsi que chez un malade qui a eu autrefois des hémoptysies ou des bronchites suspectes, la grippe se localise au sommet des poumons. Ou bien, chez un autre malade, après la disparition des symptômes de la grippe, on constate la persistance des signes d'une tuberculose pulmonaire. Chez ce second sujet, si la marche et la nature des symptômes ne permettent pas de croire à une infection secondaire, il faut admettre que la grippe a mis en évidence une maladie encore latente. Chez les deux malades il existait dans les poumons une épine qui a attiré et fixé les manifestations grippales.

Nous admettons volontiers, et tout le monde sera d'accord avec nous sur ce point, que la grippe envahissant un sujet tuberculeux se localisera au point malade, même, quoique pas toujours, si les lésions sont anciennes, les tubercules cicatrisés. Mais de là à dire que tout sujet qui localise sa grippe au sommet est un tuberculeux, il y a loin. Les causes qui déterminent la fixation du bacille de

Koch au sommet du poumon ne peuvent-elles pas être invoquées pour expliquer aussi l'arrêt et le développement en ce point du microorganisme de la grippe ? Nous le pensons et nous nous basons pour cela sur l'opinion de Hanau, dont nous transcrivons le passage dans lequel Marfan le cite dans le *Traité de médecine* :

« Hanau, qui a étudié récemment la question a fourni une explication plausible de cette localisation. Il est faux, d'après lui, que l'irrigation sanguine soit insuffisante au sommet du poumon (Peter); il est inexact que cette région soit plus fréquemment que d'autres le siège de vieilles inflammations (Aufrecht). Il remarque que chez les individus respirant des poussières (charbons, silice), c'est au sommet des poumons et plus particulièrement dans la portion de ces organes qui répond aux premières côtes, que s'accumulent en premier lieu ces poussières, ce qui prouve péremptoirement que le courant d'air qui en est chargé y arrive pour le moins aussi facilement que dans les autres régions (contrairement à Waldenburg, Freund, Rindfleisch). Les bacilles de la tuberculose se trouvent dans les mêmes conditions que les particules inorganiques suspendues dans l'air. Pour Hanau, ce qui facilite la pénétration des poussières, c'est la force de l'inspiration et la faiblesse de l'expiration dans les sommets ; il remarque en effet qu'aucun des muscles expirateurs n'agit sur cette région : donc les bacilles avec les poussières y arrivent en très grande quantité et en sont plus difficilement expulsés. Peut-être même, dit Hanau, au moment de l'expiration se produit-il dans les bronchioles supérieures, des courants d'air rétrogrades qui facilitent encore la pénétration. »

Nous n'avons rien à ajouter à cette proposition. Elle sera aussi vraie quand on y aura remplacé le nom de bacille de Koch par celui de diplo-bacille de la grippe. Ainsi nous voyons que le sommet du poumon n'est pas nécessairement tuberculeux pour attirer le germe de la grippe. Ainsi s'expliquent les observations de congestion des sommets avec signes ultérieurs de ramollissement dans lesquelles le bacille de Koch n'a jamais été trouvé, mais bien, pour les quelques cas où on l'a cherché, le diplo-bacille de la grippe.

CHAPITRE V

Anatomie pathologique.

Heureusement pour les malades, qui en grande partie
ont guéri, malheureusement pour l'anatomie pathologique, nous sommes pauvres en autopsies. L'ouverture de
la malade qui fait l'objet de l'observation VII, morte de
tuberculose secondaire, nous montre une pleurésie tuberculeuse sans épanchement, avec de nombreuses granulations, des lésions de broncho-pneumonie aux deux poumons, avec de petites cavernes à la base droite. Dans une
autopsie relatée dans le livre de M. Teissier, d'une malade ayant présenté à l'auscultation des signes répondant
aux phénomènes cavitaires, au sommet droit, on constate
que la malade a été enlevée par une pneumonie bâtarde
donnant au poumon cet aspect violacé, pseudo-œdémateux observé fréquemment dans les dernières épidémies.
Le sommet du poumon droit que l'on était tenté de considérer comme tuberculeux, ne présentait pas la moindre
trace de lésions tuberculeuses, mais simplement une

pneumonie interstitielle très prononcée, constituée par de
larges travées fibreuses, partant de la plèvre très épaissie
et s'étendant jusqu'aux bronches très évidemment dilatées. Dans d'autres cas, il s'agit de congestion œdémateuse intense des deux poumons. D'autres fois, c'est une
apparence d'hépatisation rouge incomplète ou une véritable splénisation.

En résumé, si ces examens *post mortem* ne donnent
encore que des indications peu nombreuses relativement
aux lésions anatomiques, nous pouvons quand même conclure qu'il s'agit le plus souvent, de bronchite, de congestion pulmonaire, plus ou moins étendue, d'œdème
généralisé des poumons, de pneumonies bâtardes, de
splénisation, de broncho-pneumonie.

Me proposant de m'arrêter plus longuement sur les
signes pseudo-cavitaires, au chapitre diagnostic, je veux
ici dire seulement quelques mots sur la pathogénie des
dilatations bronchiques. Nous avons vu que ces bronchectasies se rencontrent sur la table d'amphithéâtre ; leur
présence explique alors certains signes stéthoscopiques ;
mais dans d'autres cas, on se demande vraiment comment
des signes cavitaires intenses peuvent se produire chez
des individus porteurs ni de cavernes, ni de dilatation des
bronches. Loin de nous la pensée de faire la pathogénie
complète de la bronchectasie ; elle est trop connue pour
que nous la reproduisions. Nous ne voulons qu'interpréter
la planche qui accompagne l'observation II, car c'est le
seul cas vraiment typique que nous ayons eu sous les
yeux.

Qu'on se reporte à l'histoire de cette malade et on
verra que sous l'influence de la grippe, en mai 1891, le

sommet droit avait présenté des phénomènes pseudo-cavitaires. Un mois plus tard, une nouvelle atteinte de grippe amène la terminaison fatale ; pendant cette seconde infection grippale on n'observa que des symptômes de congestion du sommet droit.

L'autopsie nous révèle les lésions que nous venons d'énumérer ; pneumonie bâtarde (poumon violacé, pseudo-œdémateux), épaississement de la plèvre, d'où partent des tractus fibreux pénétrant dans le parenchyme pulmonaire altéré pour se terminer apparemment sur la surface externe des tuyaux bronchiques ; ainsi fixées par ces bandes fibreuses rétractiles qui prennent leur point d'implantation sur la plèvre, les bronches se laissent dilater, ainsi que nous le montre notre figure, et restent dans cet état d'autant plus facilement qu'elles sont elles-mêmes altérées par les lésions qu'amène une bronchite chronique suppurative. Le fait même et la bronchectasie dans la grippe n'est pas inconnu ; la pathogénie que nous venons d'en donner est admise d'une manière générale mais n'avait pas encore été appliquée spécialement à la grippe. En voici d'ailleurs la preuve que nous donne Marfan :

« L'inflammation bronchique, pour entraîner la dilatation, doit être destructive ; elle doit détruire tout ce qui fait la solidité de la paroi bronchique : fibres musculaires, fibres élastiques et cartilages.

« Or, toutes les bronchites ne présentent pas ce caractère destructif ; celles qui le possèdent, ce sont les bronchites qui se compliquent de gangrène des bronches ; ce sont surtout les bronchites suppuratives qui s'observent dans les maladies infectieuses sous forme de broncho-pneumonies aiguës ou subaiguës. Aussi voit-on la dilatation des bronches se développer particulièrement à la suite des broncho-pneumonies de la grippe, de la rougeole, de la coqueluche, de la fièvre typhoïde. »

Comme on le voit, les lésions destructives de la bronchite grippale sont connues, mais on ne cite pas le processus scléreux comme spécial à la grippe pour produire la bronchectasie. Toutefois nous pensons que dans beaucoup de cas les signes pseudo-cavitaires observés dans la grippe doivent être interprétés de cette façon.

CHAPITRE VI

Diagnostic.

Qu'au milieu d'une épidémie de grippe, on soit appelé
auprès d'un sujet tombé brusquement malade, ayant
ressenti quelques frissonnements, présentant une grande
lassitude, de la céphalée, de la courbature, qu'on y constate enfin une hypertrophie de la rate, on ne s'alarmera
pas outre mesure si, à côté d'un bon état général, en
l'absence d'amaigrissement, ce malade présente des signes
de bronchite généralisée, une expectoration purulente très
abondante. D'ailleurs dans ces cas de grippe pure, la
marche tendant vers une guérison rapide justifie le peu
de crainte que l'on a pu avoir au début.

Est-ce à dire que l'on ait le droit de négliger ces cas ?
— Non. Nous avons vu que certaines formes pulmonaires grippales avaient une prédilection pour les régions
supérieures des poumons. Or, c'est aussi le point de
localisation le plus fréquent de la tuberculose. On saisit
donc facilement l'importance du diagnostic. Bien plus,
étant donné que la grippe pseudo-phymique peut simuler

toutes les formes de tuberculose, la difficulté du diagnostic en est d'autant plus considérable. Si nous ajoutons encore qu'il importe parfois de distinguer si nous avons affaire à une grippe évoluant indépendamment d'une tuberculose pulmonaire préexistante ou ayant directement accéléré le processus tuberculeux, nous aurons indiqué les différents cas qui peuvent se présenter dans la pratique. Nous ne nous dissimulons pas d'ailleurs la difficulté d'un tel diagnostic.

Pour distinguer la grippe des formes tuberculeuses pures, nous étudierons d'abord les formes simulant la granulie, puis les formes traînantes, qui ont une grande ressemblance avec la tuberculose chronique, et avec la phtisie galopante.

Nous avons vu que, dans certains cas, ce n'est qu'après avoir soupçonné successivement la fièvre typhoïde, puis la granulie que le diagnostic de grippe a été posé. Les symptômes de fièvre typhoïde n'étant pas au complet, on penche pour la granulie. Nous savons que, de l'aveu même de cliniciens distingués, la granulie est très rarement diagnostiquée pendant la vie, que, d'autre part, l'autopsie vient souvent démentir un diagnostic de granulie que l'on avait formulé. Dans la forme la plus fréquente, la tuberculose miliaire aiguë à forme gastrique, après une période latente plus ou moins longue, où l'on fait presque fatalement le diagnostic d'embarras gastrique, survient une période terminale très courte, où éclatent des accidents manifestement tuberculeux surtout méningitiques qui emportent le malade. Parfois, il s'y joint des phénomènes bronchitiques ou broncho-pneumoniques qui font penser à la forme thoracique de la grippe.

La granulie à forme typhoïde se distingue par la précocité de l'amaigrissement, l'irrégularité de la courbe
thermique, l'absence habituelle de taches rosées lenticulaires, l'inconstance de la diarrhée, et parfois par quelques signes qui lèvent tous les doutes, tels que la tuberculose choroïdienne découverte à l'ophtalmoscope, ou la
présence des bacilles dans l'expectoration, dans l'urine,
dans le sang, dans le suc obtenu par ponction de la
rate (Marfan).

La tuberculose miliaire aiguë à forme suffocante peut
surtout prêter à confusion.

Notons tout de suite l'absence du parallélisme entre
l'intensité de la dyspnée et les phénomènes d'auscultation. Nous compléterons ce point au diagnostic général
des formes aiguës.

La phtisie aiguë à forme catarrhale, simulant la bronchite, la bronchite capillaire et la broncho-pneumonie,
peut trahir sa nature tuberculeuse par deux symptômes
principaux : L'expectoration, sauf chez l'enfant, qui ne
crache presque jamais, est muco-purulente ou purulente ;
au microscope, on y constate des bacilles ; les auteurs
donnent ensuite comme autre signe la prédominance des
signes d'auscultation au sommet ou dans un seul côté de
la poitrine. C'est ici le lieu de se demander, après la lec-
ture des observations qui précèdent, si le précepte de La-
sègue : « Toute bronchite qui n'est pas bilatérale et symé-
trique, n'est pas une bronchite simple », est toujours
exact, ou s'il ne faut pas faire une place à part à la bronchite grippale en la sortant du groupe des bronchites
simples.

Quant à la phtisie aiguë à forme pleurale, nous chercherons à la distinguer de la grippe dans le diagnostic d'ensemble des formes aiguës.

Ce diagnostic d'ensemble, disons-le tout de suite, est excessivement délicat.

Tout d'abord, il ne faut pas accorder une importance diagnostique absolue à l'absence de parallélisme entre les signes stéthoscopiques et l'état général des malades, puisque, dans certains cas, il y a de l'amaigrissement et un état général si grave, que l'issue fatale est presque aussi rapide dans la grippe que dans la granulie. Cela est cependant l'exception.

On aura l'attention éveillée pendant les épidémies de grippe sur ces cas pseudo-phymiques à début brusque, chez des individus sains, chez lesquels une affection antérieure quelconque aurait pu fournir l'occasion de constater l'absence de tuberculose, ou chez lesquels l'habitus extérieur n'est pas en faveur de la phtisie.

Les phénomènes nerveux qui sont fréquents dans la grippe apparaissent souvent au début de la maladie ; dans la phtisie aiguë, ils constituent plutôt un phénomène ultime trahissant la méningite qui peut être fréquemment la cause de la mort.

L'expectoration peut quelquefois présenter des caractères d'une grande utilité pour le diagnostic : le crachat de la bronchite aiguë à la deuxième période est muco-purulent. Ce n'est que dans les cas plus rares, soit dans la bronchite grippale, soit dans la bronchite chronique, surtout lorsqu'elle existe avec la dilatation des bronches que le crachat est exclusivement purulent. Le crachat franchement purulent, dès les premiers jours est bien en faveur de la grippe.

Le fait que l'hémoptysie a été constatée dans la grippe, fait perdre à ce symptôme toute valeur diagnostique.

La dyspnée a souvent dans la granulie une intensité remarquable nullement en rapport avec les signes stéthoscopique. Dans la bronchite simple et grippale, cette dyspnée n'a guère cette intensité sans qu'on observe dès signes de bronchite capillaire.

Dans toutes les formes de tuberculose aiguë, les crachats ne renferment pas nécessairement le bacille de Koch ; mais dans les cas où l'expectoration en renfermerait sûrement si elle était de nature tuberculeuse, on n'en constate jamais lorsqu'il s'agit de grippe. Enfin, dans ce dernier cas, on peut, surtout au début de l'affection, trouver le diplo-bacille de Teissier.

L'étude de la température est d'un grand secours, surtout dans ces cas aigus, où les phénomènes généraux attirant d'emblée l'attention, on fait dès le début la courbe thermique. On sait quelle importance y attache M. le professeur Teissier, qui, dans bien des cas, a pu baser un diagnostic sur la dépression en V qu'on observe les premiers jours de la maladie. Quant à l'ensemble du tracé, on ne peut pas y attacher une grande importance, les grandes oscillations ayant été observées dans la granulie comme dans la grippe, le type inverse n'étant pas constant dans la première, et ayant été constaté dans la seconde.

Enfin, l'hypertrophie de la rate est un bon signe de grippe. Mais cette hypertrophie est précoce et dure peu. Si donc on ne la trouve pas après plusieurs jours de maladie, on ne peut pas conclure à l'exclusion de la grippe. D'autre part, dans certaines formes de granulie la rate est aussi augmentée de volume, mais cet état persiste durant toute la maladie.

En somme, ce n'est que par l'ensemble des symptômes et par leur association qu'un diagnostic entre grippe et granulie pourra être posé, sinon fermement, du moins avec de fortes présomptions ; dans ce dernier cas, la marche de l'affection permettra au bout de quelques jours de trouver un symptôme peu apparent aux examens précédents, et qui joints aux autres signes pourra fixer l'esprit du clinicien.

Certaines formes relativement lentes de la grippe, chez des individus avec ou sans antécédents tuberculeux, simulent à s'y méprendre la tuberculose chronique, soit à la période congestive, soit à la période cavitaire, ou mieux la phtisie ulcéreuse subaiguë ou phtisie galopante qui se révèle par les mêmes symptômes, mais avec une marche infiniment plus rapide.

La forme congestive est intéressante à étudier, parce qu'elle se localise volontiers aux sommets, et simule surtout la tuberculose chronique au début.

Nous ne voulons pas parler des nombreux symptômes généraux de la tuberculose au début, qui manquent chez le grippé ; celui-ci est tombé malade brusquement ; celui-là depuis longtemps est anémié, perd l'appétit, a des accès de toux, surtout le matin, quelques douleurs au niveau des clavicules, il s'amaigrit, et, s'il crache, l'examen bactériologique peut avoir une grande valeur.

Nous ne nous arrêterons pas aux congestions hystériques qui peuvent se localiser au sommet. L'état général, les caractères de la toux diurne ou vespérale, les stigmates de la névrose devront faire l'objet de nos investigations.

Signalons enfin la congestion paludéenne des sommets qui, si l'on parcourt les observations de M. Duba, donnent tout à fait l'impression des lésions de la première et même de la seconde période de la phtisie. Les antécédents paludéens, les phénomènes de température, le sulfate de quinine et le microscope, tels sont nos moyens d'investigation.

Arrivent maintenant les cas où l'on constate des signes cavitaires. Le diagnostic se pose avec la phtisie, mais surtout avec la phtisie galopante, car ils s'observent chez des individus malades depuis trop peu de temps, pour qu'on puisse penser à de la tuberculose chronique se manifestant si promptement par des symptômes physiques de cavernes, et à plus forte raison lorsqu'il s'agit de symptômes cavitaires situés ailleurs qu'au sommet. Le diagnostic se pose ensuite avec toutes les affections pouvant déterminer dans les poumons ou dans leur voisinage immédiat des cavités en communication avec les voies aériennes. Après la dilatation des bronches, nous voulons parler de la gangrène pulmonaire, des abcès post-pneumoniques, de la pleurésie enkystée, des infarctus.

Mais nous savons que les signes cavitaires dont les principaux sont la pectoriloquie que Laennec considérait comme pathognomonique, le souffle caverneux qui, réuni au précédent, était pour Andral un signe indubitable de l'existence d'une caverne, le gargouillement, dont la valeur n'est pas à démontrer, nous savons que ces signes peuvent s'observer en dehors de la présence d'une cavité. Si dans le cas de cavernes, le mécanisme de ces signes est expliqué, il ne l'est pas lorsqu'il n'existe aucune cavité.

Voici comment s'exprime Woillez à ce sujet : « La production du souffle caverneux est plus difficile à interpréter lorsqu'il se produit indépendamment de toute excavation pulmonaire. Comment expliquer physiquement les faits de ce genre? Barthez et Rilliet, ainsi que Béhier, ont expliqué le phénomène par la transmission à l'oreille du souffle trachéal à travers le tissu pulmonaire condensé par son refoulement, dans la pleurésie ; mais comment se rendre compte de la production du phénomène au niveau d'une petite tumeur comme celle que j'ai rencontrée, située loin de la trachée, entourée de tissu pulmonaire sain, et sans qu'il y eût dilatation des bronches aboutissant à la masse fibro-plastique? La réponse à cette question me paraît impossible dans l'état actuel de la science. »

D'autres cas de ce genre ont été observés sans que la pathogénie en soit élucidée à l'heure actuelle.

Quoi qu'il en soit, nous ne chercherons pas à le faire, le seul cas de sujet autopsié après avoir présenté des symptômes cavitaires, nous ayant permis de constater des lésions de dilatation des bronches.

Ainsi sans préjuger la cause des signes cavitaires, le diagnostic se pose avec la gangrène pulmonaire, des abcès post-pneumoniques, la pleurésie enkystée, les infarctus ramollis. Ceci ne rentre pas dans le cadre que nous nous sommes tracé.

Admettant donc que, dans la plupart des cas où la grippe affecte la forme pseudo-cavitaire, il s'agit de bronchectasie, comme une autopsie nous le prouve et comme l'ensemble des symptômes nous porte à le croire, c'est entre ces deux affections qu'il faut faire la distinction.

La dilatation des bronches a son siège de prédilection aux bases, dit Marfan. Nous voyons que, d'après nos observations, on ne peut pas être absolu; d'ailleurs Woillez dit que la bronchectasie n'a pas de lieu d'élection; nous en avons constaté d'origine grippale au sommet.

Les cavernes tuberculeuses siègent plutôt dans les parties supérieures des poumons; mais on sait qu'il peut en exister, même exclusivement, dans les autres parties de l'organe respiratoire.

Les crachats souvent plus aérés, plus abondants, plus légers dans la dilatation bronchique, sont nummulaires dans la tuberculose. Or, nous savons que, si les crachats de la grippe, purulents d'emblée, se fusionnent ordinairement dans le crachoir, quelquefois cependant ils présentent l'aspect nummulaire et que, d'autre part, les crachats tuberculeux n'ont pas toujours ce caractère.

Nous ne considérerons pas le symptôme de rétraction thoracique, qui siégerait surtout à la base ou au milieu du thorax dans la dilatation bronchique, et qui atteint le sommet dans la phtisie. Ceci ne peut s'observer que dans les cas chroniques.

L'état général est ordinairement bon dans la bronchectasie. N'oublions pas que quelquefois ce signe manque; la prostration, l'amaigrissement, les sueurs nocturnes paraissent compléter le tableau d'une phtisie qui n'existe pas.

L'âge ne peut rien nous dire.

Reste la recherche du bacille; à ce sujet, voici comment s'exprime Marfan :

« A la deuxième et à la troisième période de la phtisie les crachats renferment toujours des bacilles en plus ou moins grande abondance. Aussi leur recherche est-elle un moyen précieux pour distinguer la tuberculose de la dilatation bronchique, des scléroses du poumon, des pneumokonioses, de la syphilis, du cancer, en un mot de toutes les affections à processus destructeurs ou lacunigènes. Dans les cas de phtisie où les signes physiques sont masqués par une circonstance quelconque, la recherche des bacilles permettra aussi de lever tous les doutes.

« Mais c'est surtout à la période initiale de la phtisie que l'examen bactériologique des crachats rendra de signalés services. Il est vrai qu'on a nié la possibilité de rencontrer le bacille dans la première période du mal ; « car « alors, a-t-on dit, les malades ne crachent pas, ou ils ne « crachent que du mucus ; donc il est impossible de déceler « le bacille dans les produits de l'expectoration ». Cette assertion est loin d'être exacte. Même dans les phtisies commençantes, où le doute est permis après l'auscultation, il arrive souvent qu'un jour le malade expulse un crachat renfermant une petite parcelle purulente. Dans cette parcelle on pourra découvrir le bacille de la tuberculose ; c'est un fait que nous avons vérifié maintes fois.

« Pour que les résultats de cette recherche aient une valeur incontestable, il faut faire un grand nombre de préparations et répéter l'examen à plusieurs reprises ; si les résultats sont toujours négatifs, on peut alors, sans crainte de se tromper, affirmer que la tuberculose n'existe pas. »

Que l'on fasse comme contre-épreuve la recherche du bacille de la grippe, et le diagnostic sera assuré.

Résumons-nous en disant que la grippe peut, par certains symptômes, ou mieux, par certaines associations de signes, être distinguée des formes diverses de phtisie qu'elle simule, que cependant ce diagnostic est difficile, et exige souvent une attention particulière et soutenue.

Mais lorsqu'il s'agit d'une grippe survenant chez un individu nettement tuberculeux et connu comme tel, ou chez un sujet présentant des symptômes de phtisie ne laissant pas de doute à cet égard, comment saura-t-on si l'affection nouvellement survenue évolue indépendamment de la tuberculose, si elle n'a fait que réveiller momentanément quelques foyers tuberculeux, ou enfin si elle a donné à la maladie primitive un essor tel, que l'on doive réellement craindre une évolution aiguë de la phtisie ? On sait, en effet, l'influence défavorable qu'a la grippe sur les sujets tuberculeux. Le fait est connu, et M. Dubrandy (d'Hyères), tout en tenant compte de l'influence favorable ou défavorable que peuvent avoir : 1° d'abord la forme et la période de la tuberculose ; 2° ensuite la forme et le degré de gravité de la grippe ; 3° enfin le degré de résistance du malade, conclut que les tuberculeux à la troisième période, qui ont été atteints de grippe, ont généralement succombé ; que chez les tuberculeux à la deuxième période la grippe, selon le degré de sa gravité, a hâté plus ou moins le passage à la troisième période et le dénouement fatal.

Mais comment répondre à la question posée ? Pour le faire, nous n'avons à notre disposition que les signes rationnels, et encore, la réponse ne saurait-elle être souvent précise. Tout ce que l'on peut conclure, et ce ne seront là souvent que des suppositions, c'est que : si l'affection grippale ne dure pas au delà des limites habituelles, et que le nombre des bacilles constatés auparavant dans l'expectoration n'augmente pas, on peut consi-

dérer les deux affections dont le malade est porteur
comme indépendantes l'une de l'autre; si, au contraire, la
maladie aiguë tend à se prolonger outre mesure, à devenir chronique, s'accompagnant d'une aggravation des
symptômes généraux, si l'examen bactériologique trahit
une augmentation notable du nombre des bacilles de
Koch, on admettra que l'influence de la grippe a activé
le processus tuberculeux; nous ne discuterons pas les cas
où l'état général décline rapidement, pendant que les
signes physiques trahissent la formation de foyers de
ramollissement et de cavernes, le tout accompagné d'une
augmentation énorme du nombre des bacilles tuberculeux
expectorés. Il n'y a, dans tout cela, qu'une question de
degrés, que l'on ne peut suivre que par une observation
journalière, et pour laquelle il est impossible d'assigner
des préceptes fixes.

Enfin, après cette digression que nous n'aurons pas la
prétention d'appeler un point de diagnostic, nous ne pouvons mieux conclure qu'en citant ce passage du livre de
M. le professeur Teissier : « Je vous en ai dit assez pour vous
bien montrer quelles peuvent être, en pareil cas, les difficultés du diagnostic, difficultés aujourd'hui pourtant
moins sérieuses qu'il y a quelque dix ans, alors que la
recherche du bacille de Koch était encore ignorée. Il est
bon de savoir toutefois que, même sans secours du microscope, le diagnostic peut être fait souvent avec une certaine sûreté, et vous serez autorisés à porter un diagnostic
de grippe pseudo-phymique, lorsque vous constaterez,
plus particulièrement en temps épidémique, des localisations pulmonaires du sommet, à début brusque, à catarrhe
purulent précoce, catarrhe se tarissant presque aussi vite

qu'il s'est développé, surtout lorsque ces déterminations se sont accompagnées de gonflement passager de la rate et de cette évolution thermique si caractéristique, avec collapsus au milieu du fastigium thermique et tendance à la rechute, sur laquelle nous avons déjà insisté à plusieurs reprises. »

CHAPITRE VII

Traitement.

Evitant de répéter tout ce qui a été dit sur le traitement de la grippe en général, sur la prophylaxie de cette affection, nous devons nous mettre en face d'un individu présentant la forme pseudo-phymique, et nous demander s'il faut le traiter comme un phtisique ? Non, car il s'agit ici d'une affection catarrhale que l'on combattra par les moyens appropriés.

Dès qu'une localisation pulmonaire se sera manifestée par des signes physiques, on agira directement en faisant de la révulsion : ventouses sèches ou scarifiées, huile de croton, pommade stibiée, teinture d'iode, vésicatoires volants et répétés avec prudence. Graves les évitait et recommandait des fomentations pratiquées avec de l'eau très chaude sur la région trachéale et sur la poitrine.

Contre une toux pénible, quinteuse, spasmodique, les narcotiques et antispasmodiques trouveront leur emploi : extrait thébaïque, sirop diacode, belladone, aconit.

Les émollients peuvent dans certains cas être utiles : ainsi le looch huileux; le sirop de tolu, etc.

On aura fréquemment recours aux antiseptiques tels que l'eucalyptol, le salol. Mais on évitera la créosote qui pourrait favoriser les poussées congestives du poumon.

Pour tarir ou modifier une sécrétion bronchique trop abondante, le tanin rend de grands services.

Quant à l'état général, le lait d'ânesse, l'alcool et les toniques sont absolument indiqués dans une maladie qui souvent déprime considérablement l'organisme entier.

Quelquefois les injections sous-cutanées de caféine et d'éther seront d'un utile secours.

Dans les formes suffocantes, chez les pléthoriques, une saignée pourra produire une bienfaisante déplétion. Les purgatifs sont utiles.

Enfin, contre l'hyperthermie, les bains, le sulfate de quinine, l'antipyrine sont des moyens efficaces. Les phénomènes pulmonaires ne sont pas une contre-indication aux bains tièdes.

Une fois les gros accidents passés, il importe de surveiller avec attention la convalescence, afin d'éviter les rechutes. Les différents excitants pourront trouver leur emploi; ainsi les amers, le quinquina, les préparations arsénicales, les frictions alcooliques stimulantes. Ne pas oublier que les déplacements brusques, quel que soit l'endroit choisi, ont souvent une influence très active sur la terminaison heureuse de la maladie.

Enfin certaines eaux minérales sont recommandées pour les convalescents ayant conservé une susceptibilité bronchique particulière : ce sont les eaux arsénicales du massif d'Auvergne, les eaux de la Bourboule, Royat; ou les humages sulfureux des thermes pyrénéens, de Luchon par exemple.

CONCLUSIONS

I. Il existe une *grippe pseudo-phymique,* pouvant simuler les diverses formes cliniques de la phtisie pulmomaire :

a) La phtisie aiguë ou granulie ;

b) La phtisie galopante ou tuberculose ulcéreuse subaiguë ;

c) La tuberculose chronique.

II. La grippe pseudo-phymique a une tendance générale à se localiser au sommet des poumons, à y déterminer un état congestif pouvant arriver à un certain degré d'hépatisation (pneumonie bâtarde) donnant lieu plus tard à des dilatations bronchiques qui se traduisent par des symptômes pseudo-cavitaires. Elle se manifeste aussi par des broncho-pneumonies à foyers multiples disséminés, par de la bronchite unilatérale et de la pleurésie.

III. Le diagnostic différentiel entre cette forme de la grippe et la tuberculose offre de grandes difficultés. Les symptômes cliniques ne suffisent ordinairement pas à l'établir ; dans ce but, la constatation de l'augmentation rapide et fugace du volume de la rate peut être utile ; le cycle de l'évolution thermique a une grande valeur. Mais le plus souvent le diagnostic ne peut-être posé qu'après la recherche du bacille de Koch, et mieux encore, après une étude bactériologique complète.

BIBLIOGRAPHIE

Brochin, in Dict. encyclop. des Sc. méd. Dechambre.

Chatin et Collet, Deux cas de grippe à forme pseudo-phymique, Lyon méd. 14 oct. 1894.

Duba. — Contrib. à l'étude clin. de la pseudo-tubercul. paludéenne, th., Lyon, 1894.

Dubrandy (d'Hyères). — Communic. Congrès pour l'étude de la tub. chez l'homme et chez les animaux. Paris, juillet-août, in Sem. méd., 1891, p. 314.

Gintrac H. — Nouv. dict. de méd. et chir. prat. Jaccoud.

Guttmann et Leyden. — Rapp. sur l'épid. de grippe, 1889-1890.

Hanau. — Zeitschr. f. klin. Med., XII.

Jarron. — Contrib. à l'ét. bactériol. de la gr., th., Bordeaux, 1894.

Lemoine. — Communic. Congrès de méd. Lyon, oct. 1894.

Lestra. — Gr. à déterm. méningées., th., Lyon, 1894.

Lyon G. — La gr. en 1889-1890, rev. gén. in. Rev. des Sc. méd. Hayem, 1890.

Mangenot. — Déterminat. pleurale de la gr., th., Lyon, 1892-1893.

Marfan. — De la phtisie pulm. Tr. de M.

Mizon. — De la gr. chroniq. à f. tuberculeuse, th., Lille, 1894.

Mouisset. — Statist. des mal. atteints de gr. et traités dans le service de M. le professeur Lépine, in Lyon méd. 16 février 1890.

Rauge-Delorme. — Dict. en 30 vol. 1836.

Sée G. — Diagn. des pht. pulm. dout. av. la présence des bac. dans les crach. — Communic. à l'Acad. de méd. du 4 déc. 1883.

Teissier. — L'influenza en 1889-90 en Russie. Rapport de mission.

Teissier, G. Roux et Pittion. — Nouv. rech. bactér. et expérim. relat. à la pathog. de la gr. — in Arch. de méd. expérim. du 1er sept. 1892, n° 5.

Teissier. — Leçons sur la grippe-influenza, 1893.

Woillez. — Traité théorique et clinique de percussion et d'auscultation.

TABLE

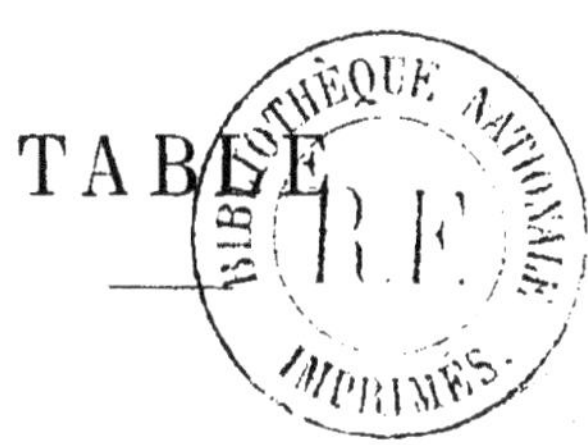

Lyon — Imp. Pitrat Aîné, A. Rey Successeur, 4, rue Gentil. — 9778

www.ingramcontent.com/pod-product-compliance
Ingram Content Group UK Ltd.
Pitfield, Milton Keynes, MK11 3LW, UK
UKHW022359090726
13658UKWH00002B/722